CHRISTMAS WORD SEARCH

100 Words Kids Need To Read

By 1st Grade

Word Search For Clever Kids

Ages 4-8

•••●●●•••

Henry Darwin

Table of Content

Word Search Game

Solutions

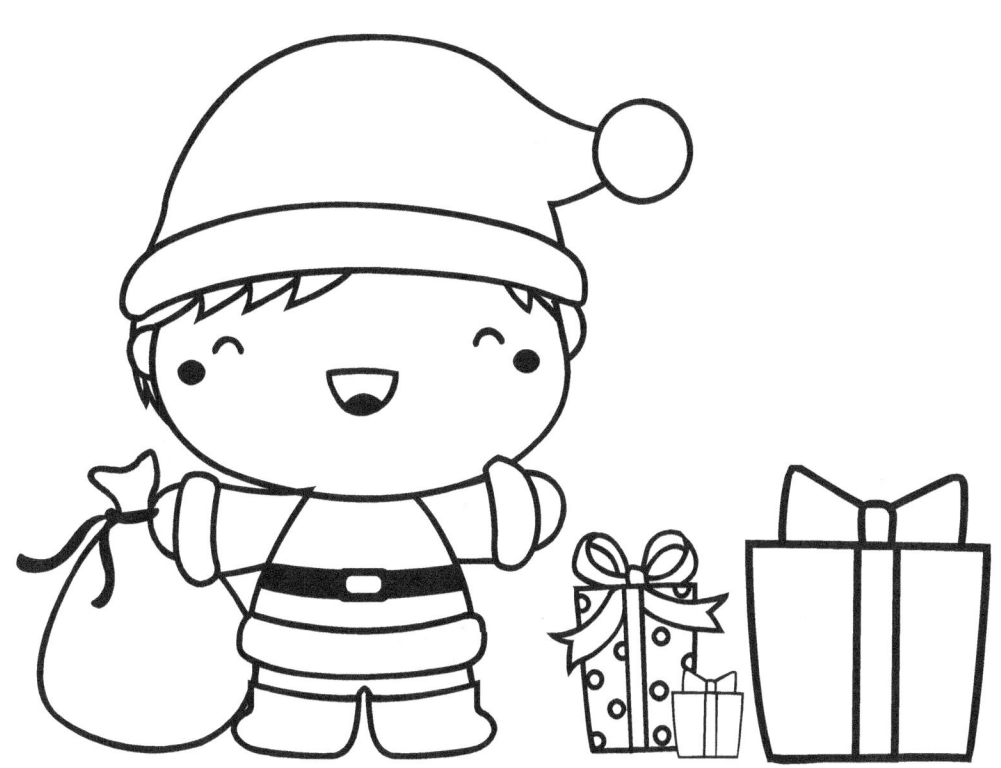

WORD SEARCH
GAMES

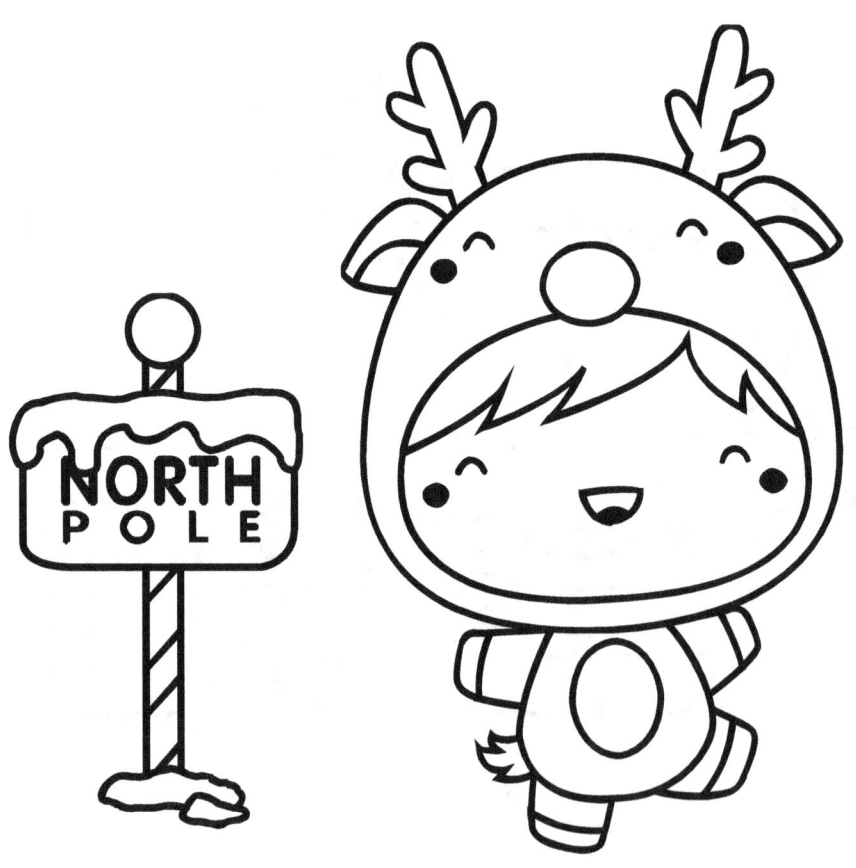

Puzzle #1
CHRISTMAS WORDS

```
T  G  W  T  K  U  Z  J  M  X  R  F  R  V  K
H  D  O  B  P  R  R  P  H  E  Y  N  N  W  K
E  Z  G  J  Y  X  P  L  B  Y  B  M  I  T  A
Z  X  K  O  S  R  X  I  Y  T  A  R  P  L  F
L  K  B  S  D  L  Z  O  X  C  T  R  D  V  E
G  E  S  J  S  A  F  B  X  K  C  I  W  O  V
A  L  U  V  W  R  T  D  X  N  T  P  S  U  T
J  K  I  N  L  N  E  M  O  U  P  Q  S  I  J
S  B  M  T  A  K  O  L  L  V  R  F  J  X  V
M  E  B  Z  T  M  D  S  O  D  U  S  X  K  F
R  Q  S  C  G  E  M  M  F  R  Z  T  R  U  X
P  A  S  B  A  P  R  E  C  N  A  D  T  H  O
P  E  U  B  G  U  O  Z  H  B  W  C  J  R  D
L  M  T  U  A  P  E  V  V  S  D  F  H  Q  C
X  V  Y  J  K  F  C  U  K  M  Q  Q  S  L  K
```

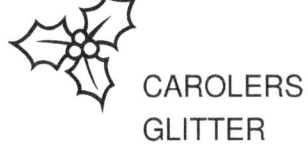 CAROLERS   DANCER   EMMANUEL
GLITTER   VISIT

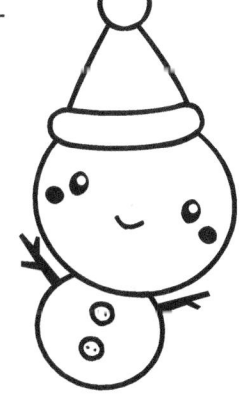

Puzzle #2

CHRISTMAS WORDS

```
Q K C K R Y D P N A Q G Q E K
E Y G K Q N Q Y G B C G M J S
I P L N I B H K N M P W T K J
C L Y L I M A F I U P C W V N
D G G V O S P B G R H P I Z K
G U X O I H S I W X D H K O Y
C G O L P T P E P J J O I D D
P E A N G S Y A R O C Z Y T F
E M Y U E H S E M D W Q W F Q
G D E T I W Y H V S Q U X X J
I B V I W V Y N F S B T B A V
R P N B K J J E U S X A A S N
F A L B F A D Y A A W V Z F Y
H J D T J A J H R R R B V G L
G Q Q Y Z X L S O P Q X Q A S
```

DRESSING   FAMILY      HOLLY
NEW YEAR

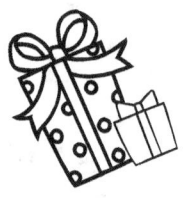

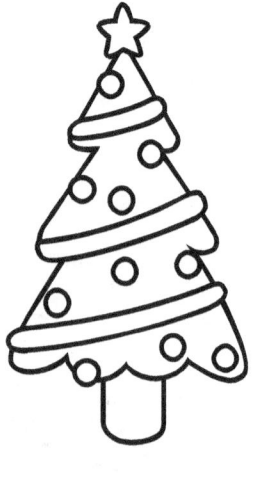

Puzzle #3

CHRISTMAS WORDS

U	F	B	H	R	D	P	Q	N	M	Q	L	P	F	F
X	B	T	M	M	H	L	R	X	O	G	Z	E	P	M
Q	Q	C	A	Q	V	X	T	R	J	O	I	G	U	E
L	M	O	Z	N	S	E	J	Z	Q	I	B	E	P	E
C	I	T	N	U	W	O	U	P	M	H	Q	I	E	R
S	Y	D	U	G	W	P	U	D	D	I	N	G	H	V
S	M	J	A	R	Z	E	S	H	B	E	J	O	F	P
H	R	U	J	L	K	H	K	C	A	N	D	Y	G	D
X	J	S	O	U	T	E	R	X	O	M	H	V	Q	D
T	E	U	Y	X	Z	P	Y	T	A	O	V	L	G	N
B	M	N	U	L	D	D	I	E	H	J	K	T	P	I
F	X	W	H	X	E	K	X	E	O	B	V	I	M	D
K	M	B	X	Y	R	P	L	E	S	W	R	E	E	D
E	H	N	M	J	E	Q	C	W	Y	T	N	S	Q	S
U	R	O	F	Z	P	B	Q	G	C	D	E	N	A	H

CANDY
PUDDING

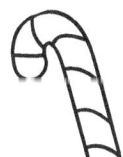

COOKIES
TURKEY

HAM

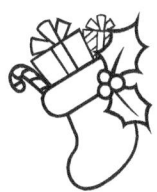

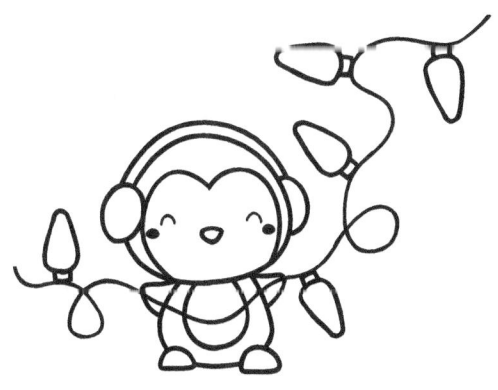

CHRISTMAS WORDS

```
V  D  K  U  S  I  L  N  F  G  T  I  V  K  B
I  P  H  T  B  B  E  M  H  I  N  Q  L  Q  E
W  U  E  G  O  O  R  C  S  J  P  G  T  E  E
H  S  M  T  U  X  J  L  B  Y  F  J  W  Z  N
X  O  T  G  L  O  R  A  C  V  X  S  Q  A  H
Q  R  I  W  E  H  B  I  I  K  S  V  A  A  F
X  M  Z  Q  D  X  F  M  T  U  N  C  O  C  E
M  T  F  Y  R  X  F  U  D  U  O  I  L  G  M
I  L  N  O  S  E  S  W  S  Y  A  J  N  R  G
K  R  M  K  H  P  A  Y  M  W  M  L  Y  C  S
M  T  G  D  N  H  Z  J  C  X  H  F  D  Z  T
X  P  R  D  N  J  K  G  Y  P  C  V  X  I  S
Y  Q  T  O  J  H  X  L  K  M  E  Z  U  I  O
N  A  A  E  H  X  P  S  H  S  L  U  G  Z  Z
F  K  M  B  L  U  S  T  E  R  Y  A  P  X  C
```

BLUSTERY   BOUGH   CAROL
RITUAL   SCROOGE

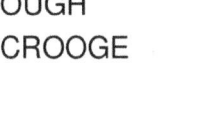

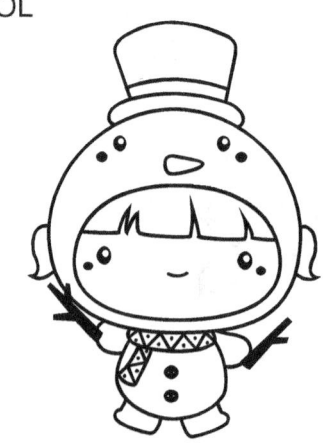

CHRISTMAS WORDS

```
L  S  W  G  M  H  A  N  G  K  T  P  B  G  B
R  V  A  N  O  R  T  H  P  O  L  E  I  H  G
L  T  X  L  S  H  Z  I  Z  B  O  Q  O  S  N
G  R  S  D  I  T  B  Z  A  T  K  K  X  H  I
R  D  X  M  B  G  X  G  S  F  X  B  M  Q  C
S  G  I  A  R  M  S  Y  I  E  C  F  O  T  G
I  A  S  Q  F  V  I  G  B  H  F  C  F  H  L
V  S  Z  E  Y  G  V  N  N  C  D  U  U  J  P
P  B  V  B  V  N  N  B  C  O  B  B  V  E  P
F  E  C  Y  K  P  N  P  X  E  S  K  Q  B  G
Z  P  N  U  N  K  A  V  K  A  P  N  R  O  H
U  F  E  D  Y  Q  S  T  U  J  D  I  F  T  D
Z  Z  F  D  R  C  B  U  O  C  L  I  E  X  Z
H  R  W  S  P  M  G  P  N  F  S  H  A  C  C
X  E  E  A  E  E  C  U  N  H  M  E  S  R  C
```

FAITH   MINCE PIE      NORTHPOLE
SONGS

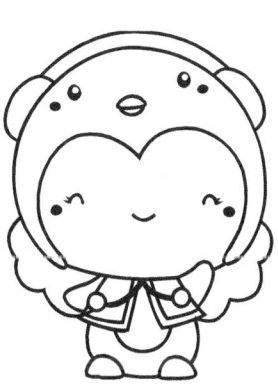

CHRISTMAS WORDS

```
X D D B V E I Y E V R A T S R
W H L M R B M U Y R J J D N S
T I N M L P C E W H P U M N Q
U X E G I Y W H I T Z K H I C
E L Z E S A K D O P S U Y O M
F O L Y X L L P J C E S I Y A
H F N I P K E A Y J O C T H L
B R B N W L H I M V S L N D B
L V A Q H D V A G Y N G A I T
Q P F U Z W O A Q H O B Z T M
J I U F C L L O Z N C L W A E
I C D F D M F H G O U P D Q P
W U F P T S E R M X E X L V K
F J N C Y N K C W E E R U G A
Y Y V T Z O R Y P S S E H I G
```

CHOCOLATE   GOODWILL   MINCE PIE
SLEIGH   STAR

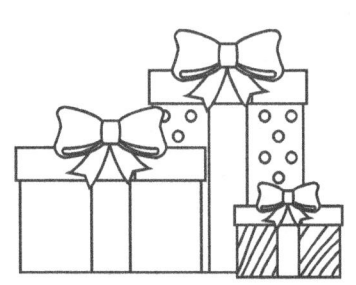

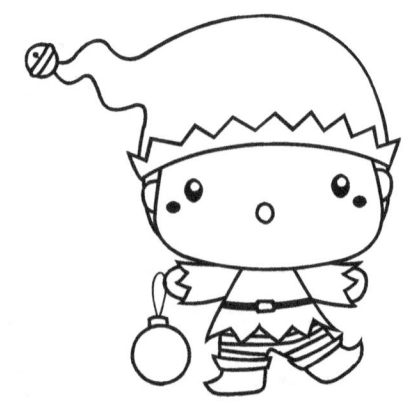

CHRISTMAS WORDS

```
U  Z  E  E  F  B  N  H  H  T  G  A  L  I  C
V  T  U  Z  G  V  E  R  H  B  K  H  C  I  I
P  B  N  L  K  U  Z  A  J  O  X  Z  L  B  Q
U  N  I  V  E  R  S  A  L  I  T  Y  W  R  S
K  W  U  X  P  T  V  Y  V  U  R  T  H  O  Z
Z  T  Y  L  H  O  F  W  I  L  X  O  E  C  E
T  R  N  V  A  H  O  Q  C  M  J  L  V  B  J
B  B  M  G  Q  S  L  R  H  X  J  X  F  F  P
G  E  K  H  E  D  U  T  I  T  A  R  G  J  E
P  X  C  Y  B  H  R  I  L  F  T  W  F  M  O
G  C  J  F  V  L  G  V  D  V  Z  I  K  D  U
T  K  X  C  W  C  Q  I  R  M  H  G  K  S  X
K  L  G  Z  J  T  S  A  E  F  Q  O  B  E  Q
E  O  O  U  I  V  Q  N  L  O  K  Y  S  U
U  I  U  G  B  U  D  Z  R  X  S  L  O  O  B
```

CHILDREN   FEAST   GRATITUDE
SLEIGH   UNIVERSALITY

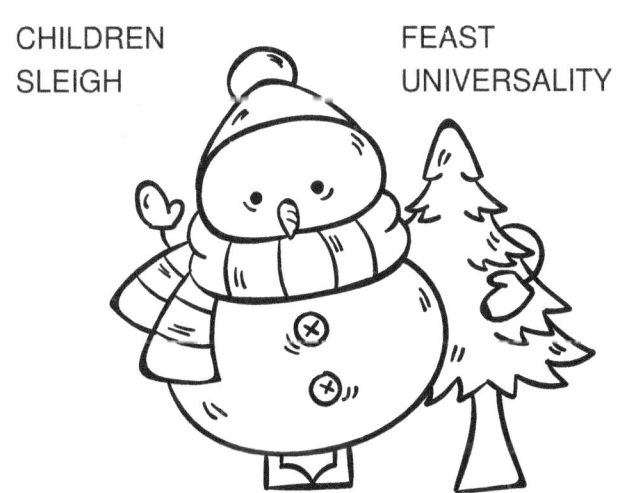
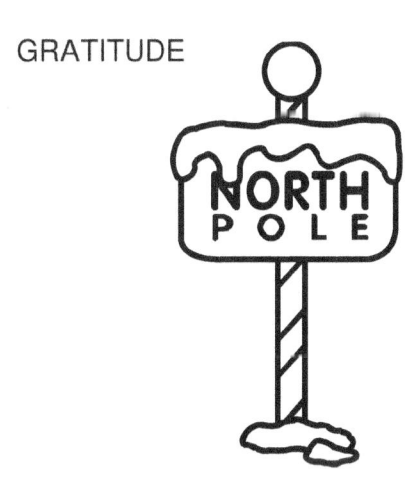

CHRISTMAS WORDS

X	F	J	S	Q	G	O	G	B	C	N	F	Z	P	M
G	R	N	E	C	W	G	V	P	U	Z	F	O	P	A
K	O	U	J	E	F	C	I	Q	L	Q	I	S	F	L
P	I	H	S	R	O	W	B	T	R	A	E	J	O	P
I	U	B	D	W	C	I	S	Y	L	M	O	J	W	Q
W	E	L	B	E	S	S	K	P	X	T	T	Y	D	Y
J	X	U	O	L	C	H	B	O	M	N	S	X	I	A
C	O	F	J	Q	I	E	Q	H	K	P	T	N	Q	B
D	T	G	S	M	S	M	O	U	I	T	M	Z	V
Y	R	L	D	H	F	X	A	B	K	G	A	B	H	Y
K	Q	Y	Q	E	B	M	G	M	E	Y	F	R	N	P
N	O	J	Q	H	R	Z	I	P	L	R	Q	M	C	V
Z	H	G	M	G	M	H	C	O	G	K	C	P	X	M
E	E	D	D	G	J	O	B	F	X	T	G	R	A	A
R	H	A	T	W	R	T	A	M	E	U	U	C	J	M

DECEMBER   HUG   MAGIC
WISHES   WORSHIP

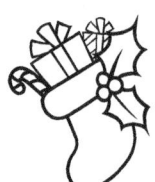

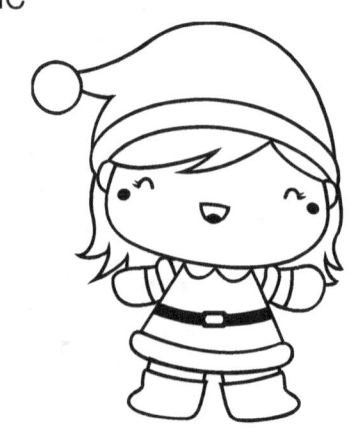

CHRISTMAS WORDS

```
L  L  I  I  R  Z  Q  P  P  H  V  V  Y  M  M
M  F  S  H  Z  H  B  S  S  J  T  D  M  X  H
B  Z  Y  S  N  V  T  Z  D  R  I  V  M  W  J
L  D  S  E  E  Y  H  E  D  N  O  I  O  Z  V
I  V  Z  D  G  N  T  R  A  V  E  L  L  S  N
T  J  L  L  T  N  I  G  T  U  A  I  N  Q  T
Z  B  L  Y  V  Y  I  L  Z  B  V  I  R  I  U
E  R  G  N  F  W  I  D  O  H  H  M  N  F  W
N  R  R  N  E  Y  N  T  D  H  N  M  A  I  O
N  Y  D  P  A  J  I  P  F  U  Q  C  B  D  V
T  R  U  X  C  J  E  Z  W  L  P  S  S  P  M
F  Q  K  W  N  G  L  H  S  A  D  M  N  A  R
R  D  V  F  K  S  T  M  B  W  A  I  U  G  O
A  D  S  I  J  W  T  Z  F  H  M  W  L  L  E
C  S  J  Q  V  V  S  G  P  X  F  U  F  G  P
```

BLITZEN   FRIENDS   HOLINESS
PLUM PUDDING   TRAVEL

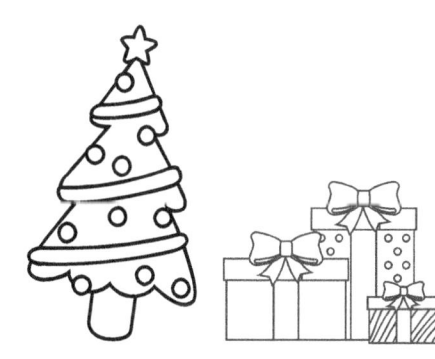

Puzzle #10

CHRISTMAS WORDS

```
P  I  C  H  L  E  T  L  Z  T  W  B  B  T  K
G  C  S  N  O  W  F  L  A  K  E  S  L  W  G
B  N  A  L  D  C  I  N  R  S  I  F  W  S  A
F  U  I  Z  B  U  C  O  U  A  C  J  F  D  V
T  A  T  D  R  U  Y  Y  D  W  X  Y  Q  M  R
Z  F  V  C  D  R  N  X  O  J  R  T  I  A  Z
Y  N  J  U  R  U  H  Y  L  V  S  A  X  D  X
H  O  C  M  G  O  P  R  P  M  E  L  J  B  I
S  X  S  K  W  Y  W  M  H  P  J  F  Z  Y  C
N  J  B  K  K  K  W  D  U  V  A  V  X  H  X
G  F  K  L  Y  G  C  R  S  L  X  H  N  H  T
U  Q  T  S  I  M  F  P  B  N  P  C  S  S  C
U  D  Y  H  M  F  D  F  S  P  S  X  S  T  Z
U  G  O  Q  U  C  R  D  W  Y  W  J  X  E  V
I  B  U  T  Z  O  R  C  A  Q  S  Q  B  R  W
```

CROWDS   HAPPY   PLUM PUDDING
RUDOLPH   SNOWFLAKES

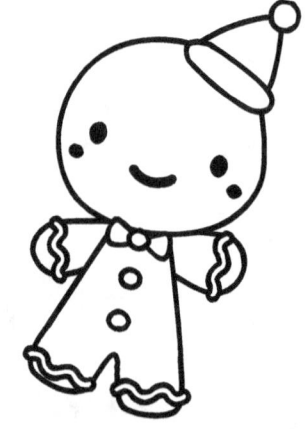

Puzzle #11

CHRISTMAS WORDS

```
T  R  O  Z  Y  B  M  V  W  K  C  D  B  R  P
N  Y  E  W  U  N  N  O  O  W  T  I  C  P  U
Z  P  K  F  F  G  X  Z  D  B  Q  Y  T  P  M
K  U  O  W  L  H  N  P  Y  C  M  C  U  N  P
R  J  D  M  B  E  P  I  X  M  R  N  V  Q  K
Y  K  B  L  D  O  C  A  S  K  Z  P  S  C  I
F  G  H  L  D  Z  G  T  C  S  X  N  N  I  N
U  X  W  R  C  K  S  F  I  R  E  P  S  P  P
L  E  J  Y  I  Q  C  A  L  O  W  R  S  J  I
K  M  V  A  C  G  R  C  Z  Y  N  U  D  G  E
K  V  G  O  K  S  K  Q  U  W  I  R  D  G  U
D  J  S  L  L  E  B  H  G  I  E  L  S  H  E
N  R  L  L  X  X  E  X  F  V  Z  Z  R  E  P
Z  P  B  L  Q  B  E  N  U  C  E  N  Z  M  Z
Q  C  S  D  S  H  L  P  A  E  D  U  I  Y  N
```

DRESSING   LOVE   PUMPKIN PIE
REFLECTION   SLEIGH BELLS

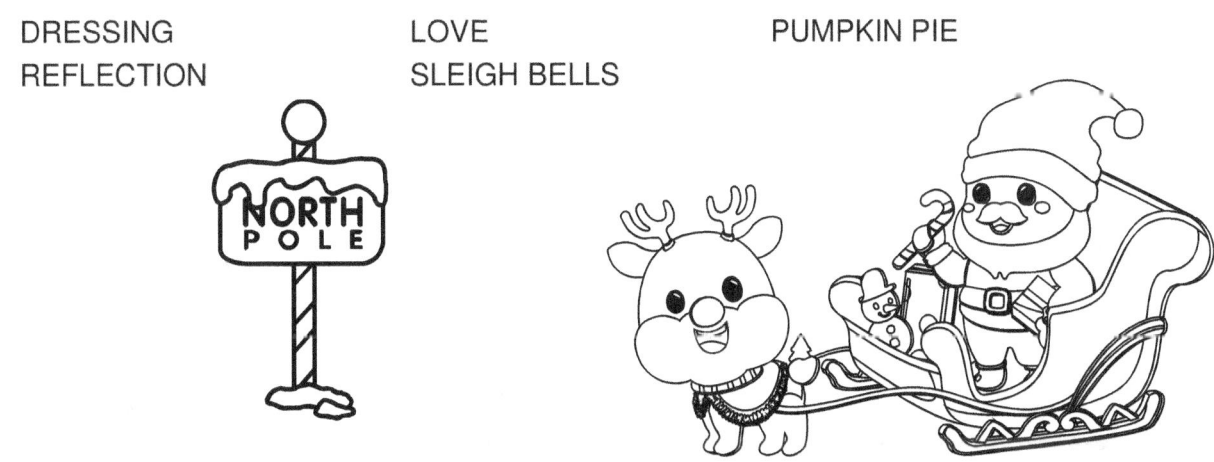

CHRISTMAS WORDS

```
P  U  U  Y  N  N  L  N  Q  D  Q  H  D  P  Z
P  H  C  H  R  I  S  T  M  A  S  E  L  F  W
Z  U  O  S  H  Z  N  Q  I  R  X  P  W  E  L
P  Z  T  D  E  V  R  C  A  N  D  L  E  Q  Y
S  E  F  H  C  S  W  J  F  T  M  B  G  X  P
N  K  L  D  I  B  W  C  Q  T  Q  K  V  V  V
W  S  G  C  F  T  R  K  U  Q  L  P  E  H  J
W  S  L  J  A  K  C  B  V  O  Q  P  K  H  Z
D  W  S  W  O  R  N  A  M  E  N  T  S  U  M
O  U  C  R  H  G  I  E  L  S  A  P  I  U  T
U  R  F  I  D  H  S  M  P  V  A  C  I  H  K
Z  S  N  C  Y  W  R  X  S  Z  N  U  N  B  D
Q  T  K  B  I  V  B  P  I  R  Y  W  W  C  G
L  Y  L  Q  D  Y  P  E  V  D  D  R  E  R  S
F  N  I  M  S  A  K  S  F  T  O  I  T  D  B
```

CANDLE   CHRISTMAS ELF   MIRACLE
ORNAMENTS   SLEIGH

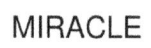

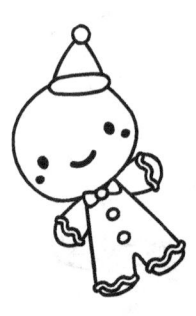

CHRISTMAS WORDS

```
G H I P U C H D X X Q O K H B
K C U H S L I R V R T L G R E
P T E M G B Z X R F A X N K G
H T N Q I I W V F O B I U U Z
J F A M I L I A R M E A Z U V
X B N H X W I H O S G D C I L
J P K Z B C R T Y Z B H M C Q
I A H J A L D B Y D L F K Z Q
E J I G V C E A G X Q Q U T X
F X S T M J B S S N Q A O K I
C U B B T W D S S H M B Y Z Y
P D R V Z F I X B I E J R C I
P X H I P A C H Q H N R Z X R
B A B Y B X T N D H L G B J C
S K B M M C V R V X H D J N P
```

BABY   BLESSING   DASHER
FAMILIAR   HUMILITY

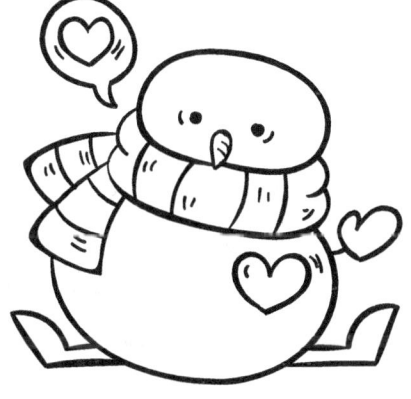

CHRISTMAS WORDS

```
Q G N M A J T N R N F S Z Y V
E L R N V P G K G Q E C L C V
B U H N V B Y X V M K T J A U
Q P F E R F W G S H U V Y Z I
K V G T A Y Q I W W C P R P Z
S V M R W S A N T A C L A U S
W Z S F D T R G E U Q K N W K
K L G L F W V E D X T Z Y V M
H X U V L H B R V A Y Q N E D
I U C O Y E I B C M K J F G F
A C J G U D B R F I W L Q U L
W X Y B G K N E L L N P Y Z X
C O X M T H T A W U L F R M B
U L X D I G W D C H I M N E Y
Q G Y O Z I N A D R C W K N O
```

BELLS   CANDY   CHIMNEY
GINGERBREAD   SANTA CLAUS

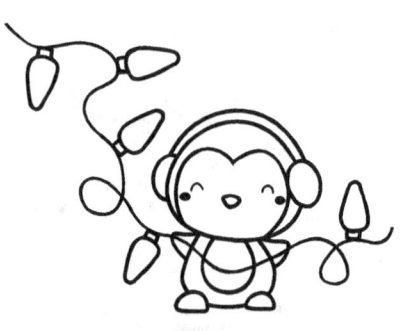

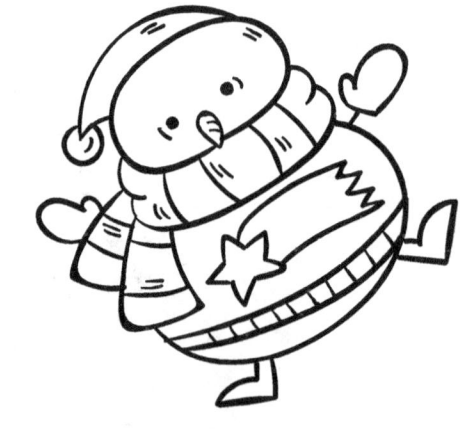

CHRISTMAS WORDS

```
I  U  B  C  A  D  N  I  N  D  L  Z  K  G  E
R  V  D  W  F  P  E  F  P  B  G  R  R  F  Q
A  F  E  N  Q  J  R  N  Q  G  S  O  K  M  Q
X  K  X  G  U  B  W  I  C  C  C  M  A  V  E
L  J  A  F  T  O  C  Q  X  O  D  P  W  D  K
J  U  D  C  J  H  B  H  M  E  O  Q  B  G  K
R  E  M  R  K  H  P  W  A  I  G  K  U  A  U
S  A  H  I  M  M  I  G  O  R  T  R  I  K  T
C  B  Q  I  N  W  K  M  H  N  I  T  P  N  J
O  Y  Q  Q  A  A  F  Z  U  R  S  T  E  A  G
V  E  S  J  V  I  R  E  G  K  K  C  Y  N  Y
F  V  C  O  C  D  P  I  D  Z  M  T  O  S  S
A  P  K  X  U  D  T  Q  A  O  J  J  O  K  K
B  S  N  F  Z  C  Z  N  X  T  Z  R  J  R  D
P  O  H  H  E  P  W  J  R  O  U  Z  Y  W  S
```

CHARITY   COOKING   LUMINARIA

MITTENS   SNOWBOUND

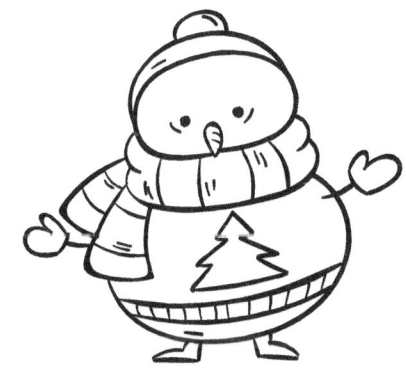

CHRISTMAS WORDS

```
G F N C U O J M Z L U P K T J
V A B L I A R H O M X J F R S
I T K P U O H X Q G K K Y B R
Q U R T T A W B G B M H N L M
F Q L D W Y C E V R D X V F A
Y G V T Z T Q H W R R Q S X M
E E V E S A M T S I R H C Y P
F K N H E H O O P H H W Y H U
K F A O R N A M E N T S I F G
N X Z L A C U B T Y C A W L D
J G M N F L M Z G F T V E R Y
B I F T C W W N X R M F Q R A
R T C W X U O L N O G C C Z W
I Z K X Z J W N W J V B B S O
X J V O Y T C J S U Y A B L W
```

CHRISTMAS EVE   ORNAMENTS   SNOWFLAKE
WREATH

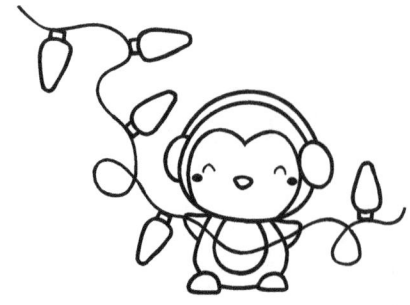

CHRISTMAS WORDS

```
X  W  G  P  J  H  Z  C  H  N  T  Q  E  A  S
T  X  X  Y  A  R  H  P  K  G  P  I  Z  W  K
R  N  H  M  Z  E  K  Q  X  N  K  O  B  R  L
C  Q  V  L  O  G  G  R  E  G  G  D  M  J  O
U  E  O  T  E  L  T  S  I  M  M  N  H  O  F
Z  P  L  L  T  O  D  C  Y  Y  F  U  X  J  W
U  S  U  E  M  O  N  H  L  P  E  E  D  C  B
R  T  N  V  B  A  Y  R  Z  N  Z  K  W  X  E
I  T  T  S  Q  R  M  I  L  J  O  S  P  B  E
R  K  O  S  P  U  A  S  H  D  O  I  B  B  Y
U  P  W  X  B  D  C  T  A  G  T  W  D  A  N
N  R  A  U  F  O  D  M  I  E  G  C  G  G  P
C  H  I  S  C  L  D  A  K  O  Q  H  Z  T  F
E  G  N  X  W  P  K  S  X  E  N  M  N  N  L
J  A  L  V  U  H  H  Z  Y  V  J  Q  U  D  E
```

CELEBRATION   CHRISTMAS   MISTLETOE
NOEL   RUDOLPH

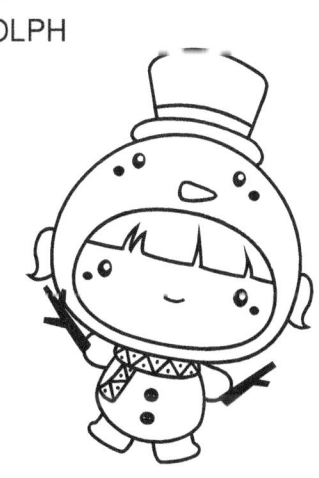

CHRISTMAS WORDS

```
X  O  M  P  S  I  M  R  Q  F  F  B  S  F  A
U  S  D  L  G  A  D  Q  Q  S  M  E  H  O  J
J  B  N  D  A  R  N  H  T  I  G  I  R  A  I
O  C  F  X  O  W  Q  O  Q  C  L  A  H  D  Y
X  R  R  W  S  L  S  X  I  T  A  I  W  P  I
L  Y  P  N  K  W  Y  M  H  T  B  N  X  F  K
X  R  G  R  G  D  F  P  P  O  A  K  V  E  M
X  Z  E  B  X  F  D  P  D  L  U  C  X  R  O
D  M  N  E  Z  J  J  E  I  P  M  Q  A  W  X
H  L  Z  R  F  A  M  E  P  Y  D  J  F  V  O
Z  Y  L  C  J  B  W  G  V  H  F  A  C  C  F
B  M  R  D  Y  I  G  G  N  V  U  M  C  I  C
Y  V  P  R  J  R  K  N  A  M  W  O  N  S  Z
G  F  O  S  E  I  N  O  M  E  R  E  C  C  L
F  O  P  T  F  B  T  G  W  V  B  V  T  X  S
```

BERRY	CEREMONIES	EGGNOG
SNOWMAN	VACATION	

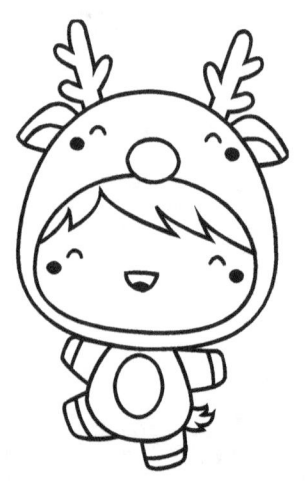

CHRISTMAS WORDS

```
I  G  W  H  D  K  X  A  X  H  B  D  Z  N  W
K  H  L  D  X  U  G  O  H  M  Q  N  E  E  A
I  H  O  G  I  B  S  X  K  F  J  F  W  A  D
E  S  Z  T  S  L  E  I  G  H  I  S  E  F  R
D  W  N  O  C  S  D  R  L  S  T  S  U  K  I
A  E  C  H  H  H  B  A  A  S  B  R  H  K  L
Z  A  N  N  J  P  O  V  C  R  R  M  T  B  B
Z  H  C  A  T  R  L  C  J  S  Z  Y  T  Z  F
N  N  T  D  C  W  Q  O  O  W  O  R  O  S  E
R  T  P  N  U  Y  R  W  D  L  S  A  E  L  Y
P  V  E  F  D  E  D  Z  W  U  A  Q  I  M  N
W  H  E  F  M  F  O  N  N  L  R  T  W  T  R
F  G  P  B  A  K  T  A  A  M  Y  I  E  B  J
G  Z  A  Q  E  K  U  S  H  C  J  E  C  E  E
F  A  G  U  X  C  Q  A  Y  V  U  U  S  G  R
```

CANDY CANE   HOT CHOCOLATE   RUDOLPH
SLEIGH

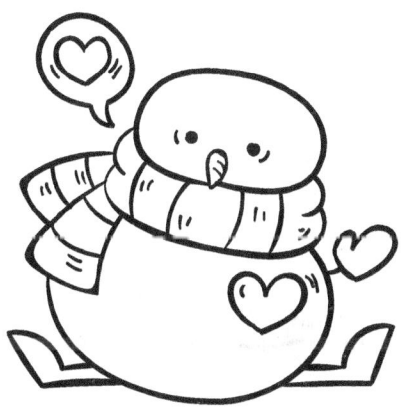

CHRISTMAS WORDS

```
J  A  S  R  E  H  T  L  N  N  L  M  P  A  T
B  G  N  I  F  F  U  T  S  P  K  O  B  K  Y
L  X  Q  S  Y  F  D  B  V  K  Q  H  L  L  X
P  F  P  K  W  G  B  N  M  V  M  X  E  Y  I
Y  C  G  R  Y  D  L  N  G  A  N  Z  K  P  G
W  K  A  V  T  U  H  Q  H  U  U  V  W  C  G
V  B  U  W  T  D  Y  N  J  E  B  O  I  E  Y
W  E  D  T  T  O  M  N  V  C  R  D  Q  R  V
E  L  J  R  N  O  I  C  C  U  U  Q  E  T  V
I  O  M  E  E  M  F  J  E  T  M  H  E  M  H
U  A  U  C  B  I  T  O  N  S  J  N  I  J  P
S  T  D  E  F  A  D  P  S  K  R  H  Y  J  L
J  S  E  I  V  D  B  E  R  G  V  G  E  X  L
Q  Q  Z  V  G  W  O  O  L  A  W  K  Q  Z  Q
U  K  A  E  X  K  Z  V  U  U  K  E  F  M  O
```

DREIDEL   RECEIVE   STUFFING

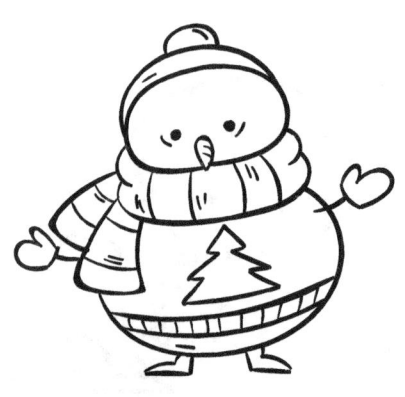

CHRISTMAS WORDS

```
R  H  V  E  M  O  G  A  E  X  B  Y  G  F  E
R  P  C  J  I  J  T  S  C  D  C  S  T  Y  C
D  P  D  N  N  P  R  T  A  E  N  K  E  Q  P
I  N  B  M  I  Y  B  D  K  V  A  F  N  R  Z
K  G  G  O  U  R  M  E  T  D  N  P  Q  M  A
I  N  G  F  V  A  G  V  I  A  H  F  I  Z  J
J  J  I  R  H  Y  X  T  G  P  T  R  V  B  E
J  J  U  C  E  G  T  N  G  G  G  E  D  Z  F
U  K  G  M  H  K  R  W  J  N  E  L  N  S  Z
L  A  R  P  M  Q  A  R  Q  I  O  I  O  C  H
H  B  I  M  N  W  Z  W  L  M  C  G  H  O  J
U  B  T  Z  N  X  C  K  X  J  E  I  Y  A  O
I  Z  O  M  S  H  U  Y  Y  F  A  O  C  C  H
V  M  Y  S  N  K  P  J  J  S  I  N  Z  L  L
G  T  O  A  F  J  Q  V  K  Z  V  C  E  B  E
```

GOURMET   GRINCH   ICICLE
PIE   RELIGION

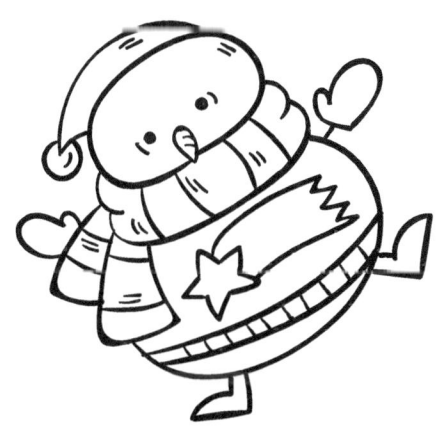

CHRISTMAS WORDS

```
G  J  N  B  E  J  A  N  O  A  Z  F  U  O  J
P  X  T  Z  H  K  Q  E  C  A  Z  E  Y  J  W
S  C  Q  F  U  V  Y  H  S  T  Y  B  Z  U  B
S  C  N  Q  L  L  O  W  Y  D  S  X  W  K  X
H  E  T  A  E  I  P  N  I  K  P  M  U  P  M
K  X  A  U  W  F  T  K  D  O  E  Y  Z  R  C
U  P  G  S  Y  L  O  H  I  J  K  C  W  E  H
F  R  R  V  O  F  J  M  L  V  L  D  F  S  Y
F  P  H  H  S  N  O  I  T  A  R  O  C  E  D
E  R  Y  U  O  C  O  T  L  L  S  A  N  N  R
X  Z  C  S  G  Z  D  D  N  I  D  R  F  T  K
Y  L  R  J  B  U  Q  I  N  Z  I  H  H  S  L
I  B  J  E  D  A  E  T  F  W  T  J  C  U  L
M  F  K  T  Q  H  G  I  W  R  O  R  D  F  O
P  D  S  G  V  O  M  K  R  S  N  N  S  N  Q
```

DECORATIONS   HOLY   PRESENTS
PUMPKIN PIE   SEASON

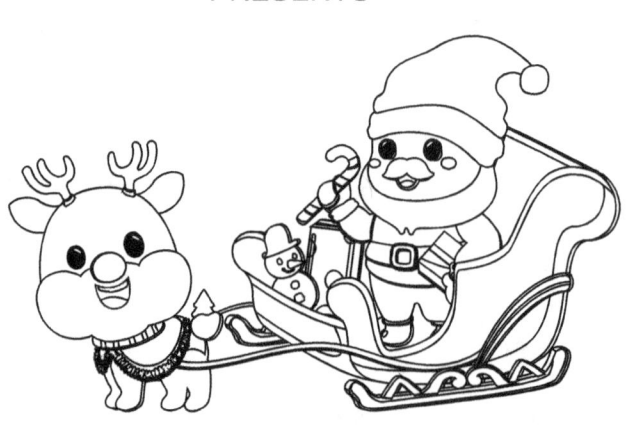

CHRISTMAS WORDS

```
O  O  K  Y  N  V  V  T  E  W  E  P  G  E  B
W  A  C  S  R  N  I  I  U  F  R  J  H  E  M
W  E  G  O  Y  M  Y  B  L  A  F  O  U  W  V
O  H  E  T  M  M  G  U  A  G  Y  N  G  J  F
Z  E  K  G  A  P  F  V  Q  G  T  R  L  Q  Q
C  H  M  B  A  E  A  K  V  G  I  S  G  Q
X  S  I  E  M  T  M  N  M  Z  M  W  Z  A  S
G  H  I  E  J  E  I  E  I  H  Z  N  W  Q  G
L  X  G  H  S  D  L  R  C  O  T  U  G  Y  Z
Z  M  R  R  C  G  Y  A  E  N  N  M  O  D  O
S  K  L  C  U  J  O  E  S  H  I  S  Z  V  T
K  K  P  W  Y  W  H  A  J  U  H  M  H  F  H
T  U  F  W  E  N  H  Z  Y  P  R  O  V  I  J
A  E  B  D  I  G  V  S  Y  Y  V  E  S  W  P
M  B  U  N  P  D  A  C  O  O  V  E  J  X  V
```

COMPANIONSHIP   FAMILY   HERITAGE
JERUSALEM   MINCEMEAT

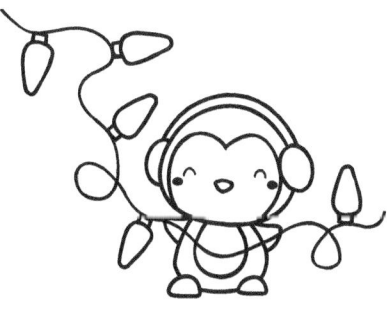

CHRISTMAS WORDS

```
U  Y  B  D  M  S  N  P  S  S  X  P  M  T  T
D  O  M  Q  R  P  C  H  Z  Q  T  N  A  P  J
V  X  N  T  O  Y  F  O  S  Q  D  X  A  N  T
G  S  R  M  K  X  L  L  C  V  D  H  J  F  L
S  B  H  W  I  E  Q  L  O  W  M  O  R  H  R
B  U  E  E  M  S  S  X  O  N  O  G  K  Y  Y
W  R  A  G  M  J  T  C  K  H  I  Y  T  R  A
C  U  D  L  O  D  Y  L  I  X  B  A  N  K  Z
T  J  Y  B  C  A  O  F  E  H  S  D  A  L  L
S  R  O  I  X  A  V  I  S  T  T  V  Z  X  C
H  L  Q  C  K  L  T  J  I  V  O  X  P  H  R
J  W  K  V  S  O  M  N  P  B  P  E  T  S  P
C  E  M  O  A  F  J  I  A  Y  B  C  B  H  X
G  L  F  Z  Q  M  N  F  K  S  V  G  V  A  H
O  H  Z  E  J  J  F  H  X  M  L  Q  R  C  G
```

COOKIES   HOLLY   MISTLETOE
SANTA CLAUS

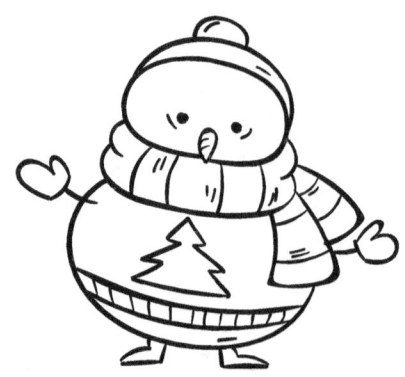

CHRISTMAS WORDS

```
R  D  U  C  K  K  L  Q  Z  E  Z  S  X  J  W
Y  X  T  K  C  C  E  R  F  M  Z  X  S  S  I
Z  P  F  P  H  X  R  S  F  W  Q  L  H  C  K
F  D  M  F  O  U  R  D  L  T  W  I  T  A  X
D  V  K  A  S  K  Q  T  W  T  W  E  E  R  F
F  N  N  E  A  K  F  F  D  B  T  I  V  F  F
E  P  A  P  R  E  T  I  S  S  T  R  C  I  P
I  C  N  L  W  F  C  X  D  D  I  D  Q  R  O
R  I  J  A  R  G  L  G  O  F  V  Z  A  E  F
Z  K  D  N  F  E  B  P  G  G  A  F  A  P  T
K  U  L  Z  R  Y  D  V  J  A  A  E  T  L  W
F  V  I  R  Q  H  Q  N  E  V  G  N  H  A  J
J  D  Q  G  Q  Y  I  D  O  G  P  U  N  C  H
K  Z  U  A  N  S  W  X  K  W  S  G  J  E  H
N  E  F  O  P  G  O  U  U  D  T  X  C  G  Q
```

FIREPLACE   PUNCH   SCARF
WONDERLAND

CHRISTMAS WORDS

```
W  V  Q  W  G  Y  D  H  D  E  X  B  C  K  I
J  I  G  R  I  I  M  E  C  X  E  K  S  N  A
K  A  N  S  N  H  R  G  H  X  G  L  U  Z  Q
V  C  S  T  G  K  W  Z  L  H  D  Q  R  A  R
F  V  N  C  E  C  Z  S  Q  H  H  B  L  S  J
F  U  X  F  R  R  C  R  F  B  I  J  Q  C  T
O  S  N  O  B  B  I  R  J  R  F  H  V  W  P
N  C  M  K  R  V  K  F  Q  I  J  X  S  I  Q
L  W  G  T  E  D  E  D  L  N  T  Y  Y  T  A
Z  D  U  E  A  A  N  F  V  S  S  P  C  Q  Q
C  P  X  S  D  N  S  W  I  B  I  D  W  W  M
M  M  G  J  A  I  Z  V  T  W  S  F  X  A  B
G  O  X  E  T  O  P  I  H  S  R  O  W  T  O
W  C  W  G  U  U  C  U  I  E  B  U  B  B  M
U  L  Z  D  E  Y  V  D  C  X  V  V  T  V  P
```

CUPID   GINGERBREAD   RIBBON
WINTER   WORSHIP

CHRISTMAS WORDS

```
O  S  G  K  A  L  N  W  S  Z  K  V  T  P  S
U  U  T  K  Y  X  R  S  J  U  J  X  N  B  F
S  J  Z  C  L  X  S  Z  H  I  U  W  L  I  C
H  R  I  B  X  K  W  L  N  Q  F  M  L  F  S
C  E  R  E  M  O  N  I  E  S  Y  Y  E  P  W
D  I  X  A  R  Y  C  G  E  G  Y  I  S  N  V
G  N  M  G  F  K  Y  D  T  S  N  O  I  N  L
L  D  E  G  X  R  C  O  E  G  K  A  T  K  U
R  E  F  K  Z  D  B  Y  X  Y  K  P  T  F  X
U  E  W  B  T  A  P  B  E  Q  R  A  I  Q  U
G  R  E  E  N  F  M  Q  S  P  Q  C  L  L  R
W  C  Z  L  W  D  N  B  W  Z  A  J  Q  N  B
R  L  F  D  H  W  W  W  Q  O  V  X  O  J  U
S  T  L  N  G  J  K  P  S  P  D  Q  W  Z  X
J  Y  U  J  T  C  B  S  C  H  T  E  O  O  P
```

ANGELS   CEREMONIES   GREEN

REINDEER   TOYS

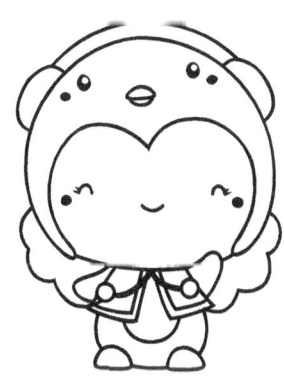

CHRISTMAS WORDS

N	G	F	L	W	Z	U	S	Q	K	M	F	V	S	D
W	C	Z	N	V	G	J	O	H	T	Q	G	M	G	L
U	G	K	R	P	B	O	V	Z	J	Z	Y	M	X	W
M	O	R	W	Z	R	U	A	F	J	Y	B	G	V	Q
R	I	E	G	U	A	I	J	P	Q	N	P	X	Q	Q
E	C	V	R	G	S	A	R	H	K	E	S	T	A	M
K	Z	E	U	T	Q	A	M	C	Q	Q	P	R	K	M
B	R	R	Q	Z	A	K	I	Z	V	W	Q	N	H	I
C	J	E	R	L	F	D	P	L	M	M	Y	Z	J	I
Q	L	N	G	U	L	E	U	R	Q	I	H	I	X	R
L	P	C	Z	N	Z	H	S	P	A	N	X	Q	M	V
G	V	E	R	E	A	P	O	T	O	G	H	T	V	L
K	G	Q	N	I	E	M	L	L	I	H	C	Y	O	U
A	N	G	W	E	J	M	V	M	L	V	U	N	O	R
Y	F	R	N	T	T	I	G	X	M	Y	E	D	J	X

CHILL   FESTIVE   HOLLY

MANGER   REVERENCE

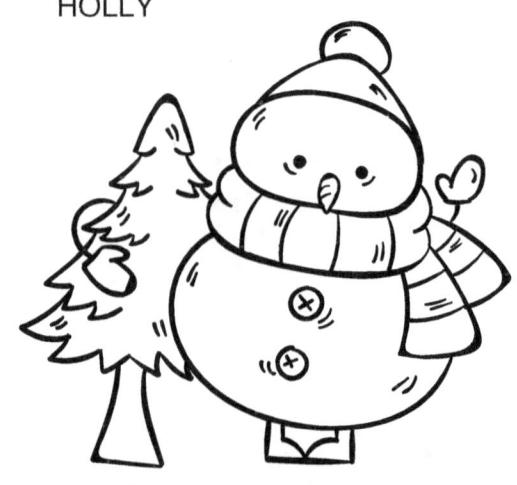

CHRISTMAS WORDS

```
F  Z  B  Z  Y  G  K  Q  F  I  R  M  C  V  E
M  Z  S  M  Q  K  S  S  T  C  M  O  A  M  F
X  T  J  N  W  S  H  E  S  A  V  F  K  H  V
E  N  V  H  O  X  T  E  L  I  H  F  R  A  A
S  C  R  E  D  I  C  T  O  H  Y  B  A  P  M
H  M  N  E  M  R  T  U  H  Y  W  N  N  Z  P
N  Y  N  E  W  H  V  A  E  S  A  C  T  N  K
P  G  Z  X  C  Q  E  V  N  N  L  Q  X  K  O
H  Q  V  U  Q  S  M  G  O  O  D  W  I  L  L
C  N  Q  A  W  D  I  N  H  A  D  N  H  Q  A
T  N  K  Q  N  F  R  N  I  M  N  Q  T  M
K  M  B  Z  Z  I  T  C  I  X  K  K  P  B  K
L  U  H  F  U  X  L  T  Q  M  R  O  I  O  Q
Y  M  I  R  E  R  D  L  R  E  E  L  J  P  D
V  J  Y  V  J  I  M  E  A  Y  R  R  Y  J  P
```

DONATIONS   GOODWILL   HOT CIDER

REMINISCENCE   VANILLA

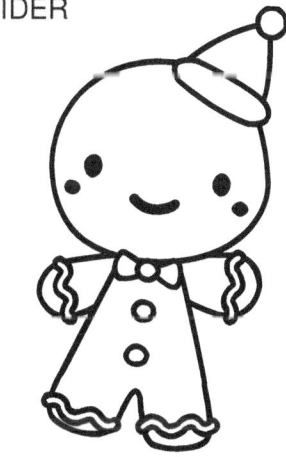

CHRISTMAS WORDS

```
U  A  X  C  Y  R  D  Q  G  X  F  W  P  B  C
N  J  C  W  R  R  R  I  S  I  Z  S  F  W  H
Y  O  R  H  S  W  U  D  I  V  U  Y  P  H  C
P  V  E  C  J  R  Z  J  R  H  M  L  F  P  D
Q  A  I  L  T  U  X  S  Q  V  I  V  L  I  R
W  Z  H  J  C  C  S  C  G  B  B  E  E  X  Z
F  V  R  S  E  A  S  O  N  D  E  Y  P  Q  N
T  M  Q  D  S  F  R  M  P  Q  D  J  L  B  F
P  Z  O  C  T  H  Y  I  G  J  Y  B  F  O  F
C  N  P  K  N  H  N  U  M  T  U  L  A  D  H
S  V  T  P  Z  I  X  Q  T  S  W  Q  J  X  T
O  V  D  E  I  W  Z  O  I  B  W  T  G  Q  D
E  F  M  P  V  Y  V  D  V  U  C  D  R  L  M
R  C  X  X  N  G  B  T  U  O  X  J  U  T  E
R  F  J  I  S  K  G  O  D  R  K  C  X  O  A
```

HOLY   MIRACLE   NOEL
SEASON

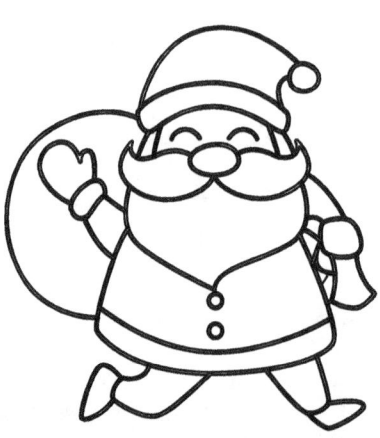

CHRISTMAS WORDS

```
C  Y  C  B  W  Y  F  R  B  G  V  V  Z  O  P
A  G  I  F  T  S  O  S  M  L  J  A  R  X  V
E  R  H  I  M  Q  Q  N  P  L  N  Y  C  J  E
M  S  J  Z  N  I  P  W  E  I  F  A  T  Q  J
N  H  O  X  L  A  S  C  R  O  O  G  E  X  N
X  E  O  T  Y  H  U  T  V  B  A  S  O  A  P
Q  A  H  T  A  T  Z  F  L  D  O  X  G  N  Y
Z  D  C  E  P  T  X  H  F  E  B  Q  R  J  P
E  X  D  H  Y  X  O  D  J  V  T  N  H  G  R
C  V  D  N  G  I  I  P  P  V  J  O  U  O  K
A  K  C  D  F  R  U  I  T  C  A  K  E  H  J
Y  G  M  Y  H  U  W  Y  S  E  C  D  B  L  T
W  Y  V  J  G  P  W  U  H  E  E  J  E  O  B
C  Z  Z  G  P  M  O  P  Y  P  V  W  O  V  A
E  P  P  L  D  D  U  B  C  F  Z  Y  S  E  D
```

FRUITCAKE	GIFTS	MISTLETOE
SCROOGE	SWEET POTATO	

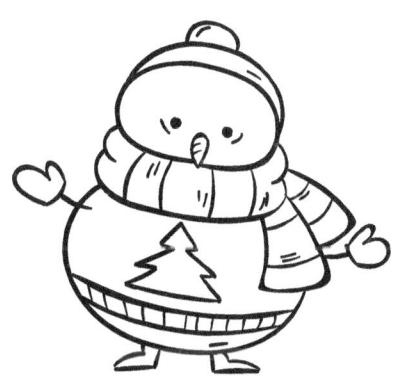

CHRISTMAS WORDS

```
S  E  G  U  D  X  E  V  I  S  Y  P  M  O  K
L  A  K  Y  Y  H  C  P  D  Q  B  U  T  J  T
A  N  B  W  C  I  Z  P  R  T  K  X  I  M  U
H  S  A  R  A  V  S  M  H  S  T  G  S  V  R
B  G  M  X  Z  Q  Z  W  O  B  V  U  X  K  V
P  F  M  L  K  I  Y  Z  P  Y  M  J  A  T  O
F  B  L  D  R  F  J  D  B  B  Y  U  B  L  N
B  A  Q  P  D  S  J  I  O  F  G  C  E  Q  S
Y  P  P  A  H  F  T  N  N  R  U  Z  U  C  H
G  A  F  V  S  W  R  H  I  G  Y  J  N  A  T
C  R  D  G  F  G  O  N  G  G  E  A  N  D  W
S  E  A  I  X  S  C  Y  I  I  I  I  Z  G  M
T  D  D  Y  L  Q  T  C  D  G  L  U  V  U  G
C  Y  H  O  N  O  R  T  H  P  O  L  E  G  O
Q  A  K  Y  Q  B  H  Q  N  G  T  Z  I  N  Y
```

EGGNOG   HAPPY   HOLIDAY
LIGHTS   NORTH POLE

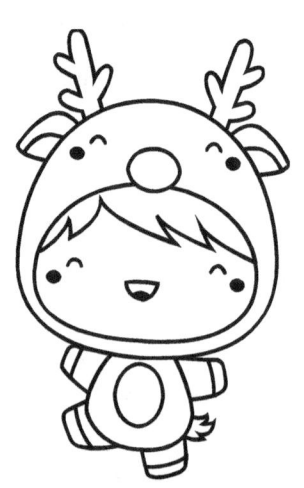

Puzzle #33

CHRISTMAS WORDS

```
B  W  I  D  X  P  K  A  E  D  O  L  Q  Y  H
L  S  J  K  U  U  A  Q  Z  Z  W  A  K  F  X
U  C  F  X  L  U  D  W  S  N  T  V  A  X  H
F  A  M  I  L  I  A  R  I  T  Y  S  W  L  P
S  Q  J  H  P  B  V  V  D  M  H  O  L  K  E
I  M  L  Z  H  S  G  E  O  Z  X  G  R  P  Q
G  F  F  V  S  C  J  X  C  O  P  Y  I  E  S
U  M  T  R  Y  L  V  V  O  L  C  G  Y  L  X
H  P  S  F  P  Z  H  M  T  L  Q  B  Y  I  D
D  G  T  N  I  C  E  V  B  S  G  X  Y  U  K
L  E  F  A  E  W  T  M  G  Z  N  H  E  L  Q
J  W  Z  P  Z  V  C  F  W  T  N  E  C  S  W
G  V  N  O  I  T  A  T  C  E  P  X  E  O  R
E  T  N  F  A  O  S  A  Y  N  A  U  N  R  M
E  D  J  M  J  J  Q  D  S  S  A  L  F  M  G
```

EXPECTATION   FAMILIARITY   GREENS
LIGHTS   SCENT

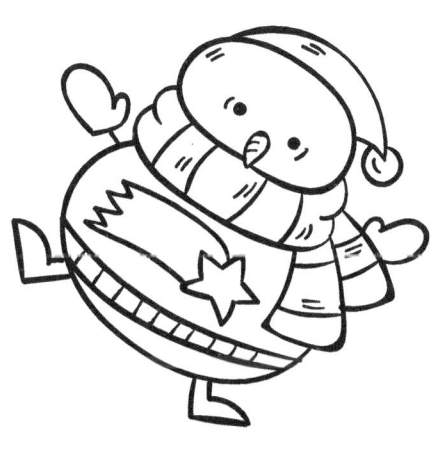

Puzzle #34

CHRISTMAS WORDS

```
R  N  Z  Z  F  I  C  H  R  I  S  T  M  A  S
A  T  A  L  Z  H  V  Y  E  L  X  N  I  L  O
Q  B  T  S  V  X  K  K  T  U  O  Y  S  X  D
X  Q  H  C  E  W  F  C  C  K  Q  K  Z  F  B
V  W  N  O  Y  H  P  S  I  V  Q  X  X  B  P
L  N  U  D  Y  O  B  R  E  M  M  U  R  D  W
S  G  R  M  K  Z  J  O  J  A  N  T  S  B  I
V  O  L  X  L  N  B  I  G  T  I  W  Z  F  R
G  U  A  F  X  O  B  E  K  W  H  U  A  C  Z
S  E  S  H  R  P  N  X  J  O  I  I  Q  F  S
R  I  M  I  G  O  D  P  A  R  E  N  T  S  X
Q  H  J  M  O  S  S  V  L  W  Q  V  F  V  C
B  S  P  L  A  V  I  T  S  E  F  U  U  T  I
G  X  Y  B  H  S  Q  V  Y  M  R  A  L  C  Q
H  H  D  H  C  X  Q  L  I  P  X  I  M  C  S
```

CHRISTMAS	DRUMMER BOY	FESTIVAL
FROSTY	GODPARENTS	

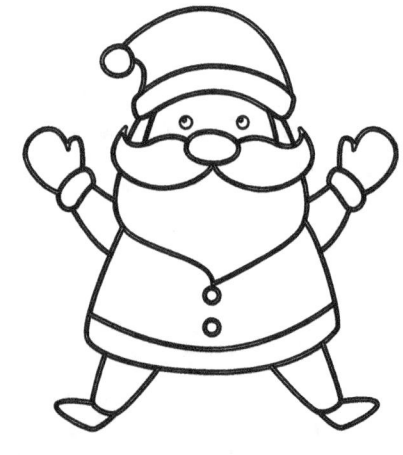

CHRISTMAS WORDS

```
Z  X  Z  B  W  Z  A  Q  Q  X  Y  C  T  G  K
Y  L  A  H  O  A  R  A  H  X  Q  O  P  L  B
W  V  V  E  Q  A  O  B  R  G  Y  G  H  T  K
A  G  I  F  S  S  N  D  B  W  N  M  B  O  E
L  P  H  L  C  N  X  R  A  M  J  V  O  V  T
L  H  P  O  K  H  E  V  X  Q  G  A  X  E  W
K  N  I  U  G  P  O  C  Q  A  E  K  I  V  U
T  J  T  Y  H  U  B  J  N  Q  A  P  X  W  Y
I  Z  L  H  C  I  E  R  S  I  X  R  K  P  I
U  U  I  I  G  B  R  S  O  X  K  H  H  Z  V
A  N  T  I  C  I  P  A  T  I  O  N  O  L  T
S  B  R  S  X  P  N  Z  D  H  Q  N  A  F  A
H  B  A  L  I  B  Q  D  V  P  C  B  E  R  Q
O  U  J  L  I  L  B  Y  I  J  M  C  P  A  F
K  J  J  W  H  A  D  Z  E  M  K  I  K  U  H
```

ANTICIPATION   FRANKINCENSE   GUEST
LIST   MIDNIGHT

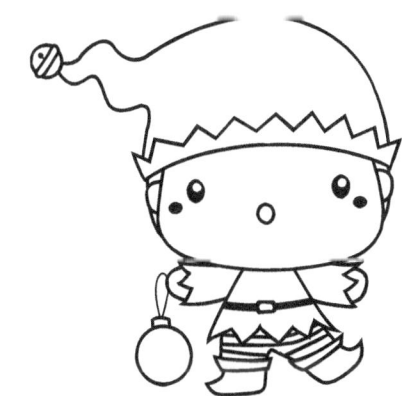

CHRISTMAS WORDS

```
J  X  E  Q  U  R  B  U  X  N  U  O  K  S  Y
U  T  Z  E  I  X  I  P  V  X  G  C  I  L  S
I  F  T  D  G  S  C  U  B  A  Q  H  M  Q  A
Z  O  H  J  X  G  Z  K  B  S  X  R  X  D  Y
C  C  O  M  M  U  N  I  C  A  T  I  O  N  O
S  Y  J  X  X  D  X  O  W  A  F  S  V  F  H
I  R  X  O  J  S  Q  M  G  Z  K  T  H  Y  X
N  L  F  T  R  R  E  C  C  H  M  M  W  L  X
M  O  X  S  U  A  T  T  G  Q  P  A  V  G  Y
J  K  Z  W  Z  Z  Y  C  C  L  S  S  C  F  Z
U  X  C  S  D  G  V  L  G  O  P  E  M  H  V
N  Y  X  K  U  Z  R  X  H  B  M  V  X  R  E
K  O  O  N  Z  A  R  I  V  I  K  E  N  Y  A
A  M  U  E  H  R  I  S  F  N  Y  V  T  L  P
R  N  U  X  Z  V  R  D  H  G  G  G  V  D  G
```

CHRISTMAS EVE   COMET   COMMUNICATION
EGGNOG   PIXIE

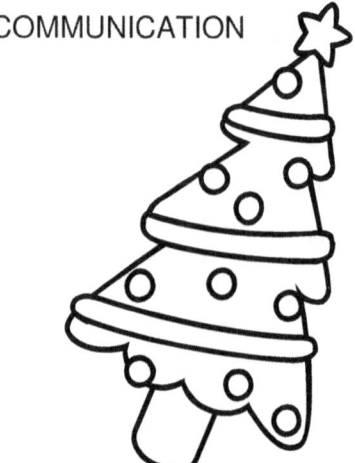

CHRISTMAS WORDS

```
I  W  Q  Y  A  G  A  F  E  Q  O  Q  Y  X  P
W  J  U  M  T  D  B  X  Y  Y  E  N  P  I  S
K  G  F  G  P  R  N  S  G  G  C  B  U  B  J
Z  I  P  U  Y  S  A  P  S  G  F  Y  I  T  V
W  W  U  S  D  L  E  P  H  L  H  A  H  H  O
H  V  W  E  N  G  V  P  I  X  L  Q  M  Z  S
V  Q  Z  H  J  O  P  F  P  F  H  O  M  X  F
A  K  Z  M  S  Q  I  L  G  I  C  N  D  Y  E
J  G  A  W  V  K  I  T  N  H  I  U  P  H  U
A  O  T  Y  B  T  L  B  A  J  J  W  X  T  G
C  S  W  R  E  A  T  H  S  R  U  O  Q  S  J
K  P  Q  M  B  K  D  K  C  F  O  P  Y  U  I
T  K  M  X  R  N  R  X  J  D  Z  C  E  L  Z
G  O  I  G  E  Y  A  U  C  R  J  X  E  R  M
Z  S  X  S  O  C  T  C  T  V  V  M  V  D  A
```

DECORATIONS	DOLLS	PARTY
TURKEY	WREATH	

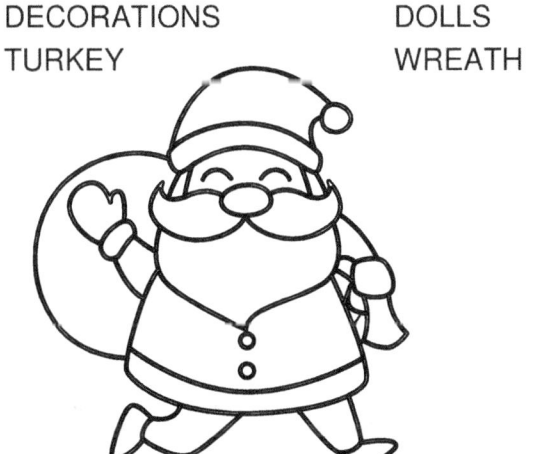

CHRISTMAS WORDS

```
S  L  C  T  E  Z  P  O  W  X  N  Y  Z  B  Q
S  P  N  M  C  V  S  E  X  G  N  G  A  J  S
T  N  Z  R  G  U  C  N  Z  F  S  S  V  T  T
E  E  S  R  U  E  S  E  O  M  C  N  C  C  Z
V  R  Z  G  O  G  V  B  I  U  O  E  N  U  P
H  E  I  P  E  C  N  I  U  Q  O  E  J  B  D
U  S  S  O  T  T  C  I  X  R  F  Z  S  X  A
S  O  K  L  A  T  T  J  K  E  V  X  H  U  Q
G  L  I  E  L  Z  Q  C  T  C  N  V  O  Z  N
I  U  U  A  T  E  Q  G  Z  C  A  Z  K  S  I
T  T  D  G  Y  R  B  P  F  W  Y  P  J  N  A
I  I  S  S  Y  P  Y  H  L  N  D  W  F  D  R
V  O  X  H  U  E  S  E  T  R  A  K  P  B  S
O  N  X  K  I  Q  I  O  B  Q  A  E  J  T  C
V  S  Y  Q  A  L  I  B  M  P  T  J  S  G  T
```

BELLS   PACKING   QUINCE PIE
RESOLUTIONS   VIXEN

CHRISTMAS WORDS

```
Y  V  R  C  O  R  W  X  R  J  A  Y  Q  I  V
I  S  P  I  R  I  T  G  N  T  X  O  P  I  M
V  P  G  K  B  W  Y  W  H  A  C  L  C  Y  V
Y  P  F  O  A  B  S  E  Z  A  C  P  X  G  Q
C  T  D  Q  X  B  O  Y  N  X  M  I  N  W  P
Z  K  A  S  S  E  I  N  O  M  E  R  E  C  Y
F  N  C  U  T  N  T  K  C  T  I  E  O  A  Y
B  V  A  O  V  H  J  Z  C  F  X  H  X  Q  F
Z  M  M  D  S  A  E  Z  G  J  K  J  C  Z  Z
O  M  I  X  N  A  G  N  V  C  E  X  E  M  S
U  G  D  C  Q  Z  G  H  C  O  I  U  U  P  A
G  Y  L  X  J  K  E  S  M  R  H  W  Y  N  K
G  T  E  L  G  I  F  H  N  T  E  V  D  Q  M
N  F  U  E  T  Z  G  A  T  R  F  E  V  K  W
A  O  L  I  V  T  P  R  W  G  H  H  W  M  N
```

CEREMONIES   CHIMNEY   RIBBON
SPIRIT   TOYS

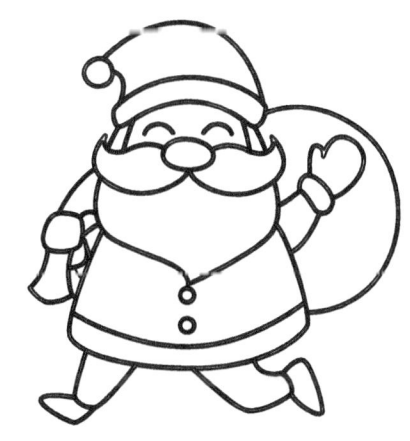

CHRISTMAS WORDS

```
T  L  V  E  Q  C  N  D  M  W  P  L  E  Y  F
J  B  G  H  N  T  Z  E  W  L  F  X  S  H  M
X  R  Z  V  E  Q  N  V  X  E  P  W  K  U  K
S  V  G  S  E  F  X  Q  H  I  L  L  J  M  Y
K  T  V  K  D  E  X  O  W  R  V  D  H  F  F
Z  B  G  E  I  W  E  T  I  H  U  H  X  P  I
A  B  O  Z  F  L  S  E  N  S  F  L  K  T  Q
J  L  S  J  Q  R  K  P  T  E  B  L  I  S  V
S  F  U  D  S  P  K  T  E  V  E  A  S  U  L
P  X  G  U  H  L  B  Q  R  F  N  R  W  H  L
X  W  Q  V  K  U  I  T  Y  W  T  D  G  L  E
L  O  G  Q  L  E  V  G  B  R  B  H  L  D  B
E  A  Z  F  R  N  F  P  U  F  M  O  E  O  X
U  N  O  G  W  E  M  Z  N  W  Y  U  X  X  C
W  K  V  S  E  R  J  O  J  O  E  M  A  Q  Q
```

COLD   GREEN   VIXEN
WINTER

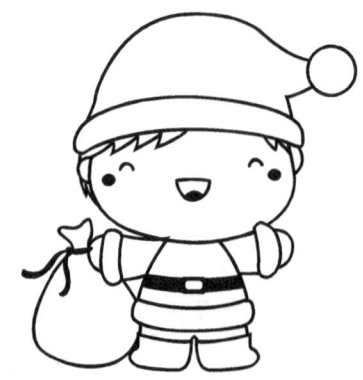

CHRISTMAS WORDS

```
W  F  W  D  J  N  B  U  W  Y  M  N  U  T  H
Q  I  G  K  Q  V  V  R  G  H  O  D  V  R  H
Y  D  N  Y  S  B  D  R  B  N  E  T  I  C  Y
H  D  T  D  I  G  X  N  W  P  H  G  W  I  B
U  K  W  G  T  U  R  Z  N  T  D  M  W  Z  Z
U  E  T  T  R  A  P  J  V  F  P  N  I  R  A
S  D  R  A  C  Q  Q  P  J  T  Q  Q  M  L  K
P  D  E  B  T  E  Z  Z  N  O  J  I  E  S  U
R  R  I  G  N  F  L  N  R  M  L  H  R  D  Z
O  D  Q  P  K  U  Q  E  O  T  L  L  R  A  O
R  U  G  N  O  Y  R  O  B  Q  E  T  Y  F  U
H  Z  U  W  H  R  A  G  Z  R  Y  P  O  B  A
Y  F  B  X  C  S  Y  L  N  L  A  V  K  D  Y
I  G  Q  D  J  G  T  H  L  I  O  T  U  J  M
P  A  X  I  D  U  P  D  S  A  C  R  E  D  P
```

CARDS   CELEBRATE   JOLLY
MERRY   SACRED

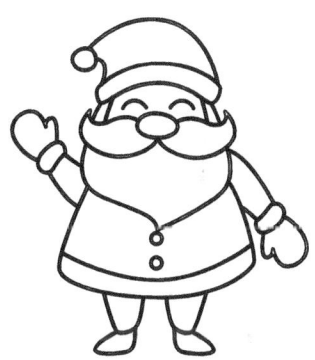

CHRISTMAS WORDS

```
M  P  T  D  W  N  Y  O  U  E  S  H  J  U  R
Q  E  S  T  B  N  B  O  T  S  I  E  C  Q  U
R  I  N  Z  Y  K  E  B  S  Z  H  T  H  G  E
S  A  Y  A  C  D  O  E  A  D  A  L  S  U  Z
F  V  O  C  C  Q  B  B  N  U  R  V  C  E  X
G  E  Q  U  E  Y  B  V  C  H  A  W  O  C  O
O  K  V  T  T  H  D  E  T  A  K  S  G  A  W
V  G  M  O  P  N  P  N  U  O  N  P  J  Q  L
U  J  G  Q  C  W  M  O  A  T  I  Z  Y  P  G
V  Y  R  R  E  B  N  A  R  C  I  R  P  V  J
K  N  I  F  V  A  I  M  Y  P  F  L  V  B  T
O  S  E  O  C  U  T  W  A  X  Z  J  S  G  U
L  E  N  P  J  Q  D  Z  L  D  R  H  O  B  X
J  O  Z  U  X  K  B  Y  U  H  R  N  I  I  X
D  Z  Z  F  H  N  M  Y  B  Q  Z  J  U  G  P
```

CANDY CANE   CRANBERRY   PROPHECY
SANCTUARY   SKATE

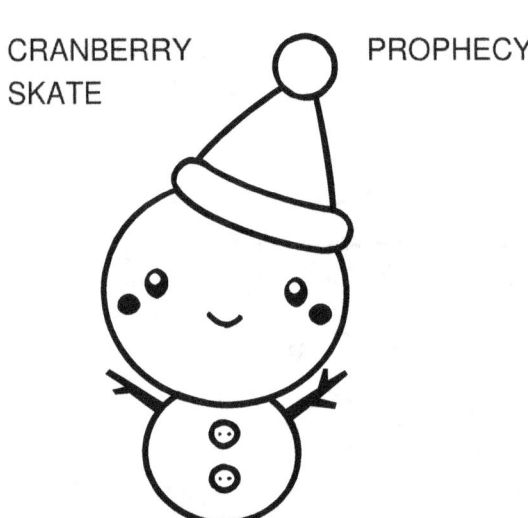

Puzzle #43

CHRISTMAS WORDS

```
M  P  U  C  P  W  L  N  D  Y  S  G  K  K  M
Q  X  S  H  K  H  S  K  L  X  E  T  B  X  D
Z  J  A  Y  N  Q  W  Z  U  X  A  U  O  Z  A
Q  K  T  S  I  I  N  N  M  K  X  S  Y  W  H
F  Y  X  X  X  Z  C  B  G  G  E  A  H  A  E
J  X  J  O  H  M  V  S  I  F  R  S  Z  R  D
U  N  D  E  R  S  T  A  N  D  I  N  G  M  E
C  M  U  L  P  R  A  G  U  S  W  C  I  N  N
N  V  L  A  L  H  J  A  W  N  K  E  E  E  R
T  R  E  N  T  I  S  U  N  D  O  W  N  S  W
J  L  H  Q  S  J  W  Z  U  F  O  D  L  S  W
Z  Z  T  Z  C  G  V  W  F  K  Y  L  A  J  L
N  R  A  L  D  D  M  D  G  M  M  B  B  L  G
I  I  U  A  E  B  D  S  H  U  V  P  J  Z  N
R  Y  L  L  I  K  U  C  D  A  E  Z  V  U  L
```

SUGARPLUM   SUNDOWN   UNDERSTANDING
WARMNESS

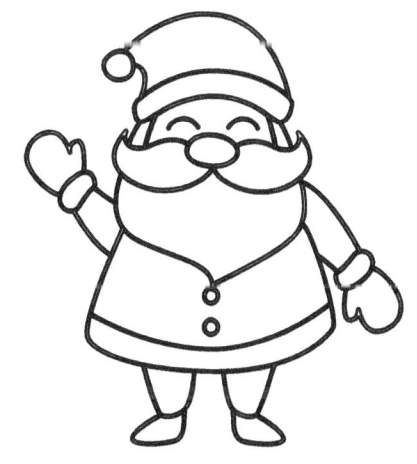

CHRISTMAS WORDS

```
V  N  H  Q  N  A  S  G  E  P  N  V  D  C  Z
Q  S  T  F  F  Q  D  V  Z  B  M  M  P  L  V
D  B  A  M  U  W  U  B  Q  O  S  B  I  C  K
X  L  S  N  Y  C  A  I  K  E  L  F  B  N  Q
P  Y  S  T  T  Y  R  M  L  H  S  A  D  M  P
R  Q  T  A  N  A  F  Y  W  Y  R  U  D  A  P
M  V  M  N  Y  E  C  N  R  R  T  R  R  T  M
F  J  I  Y  V  A  M  L  V  X  O  X  C  V  M
X  T  B  A  Q  T  W  A  A  B  Y  N  T  E  J
O  O  F  Y  J  Y  T  I  N  U  M  M  O  C  Z
Y  W  L  X  J  M  E  Z  T  R  S  D  Z  H  P
H  O  A  F  E  I  P  S  W  A  O  B  G  K  R
X  H  Q  Z  P  O  D  Z  B  B  T  K  H  R  T
L  L  Y  V  Q  Y  K  Z  C  W  M  F  D  I  Z
H  H  Y  J  I  N  G  L  E  B  E  L  L  S  U
```

COMMUNITY   HONOR   JINGLE BELLS

ORNAMENTS   SANTA CLAUS

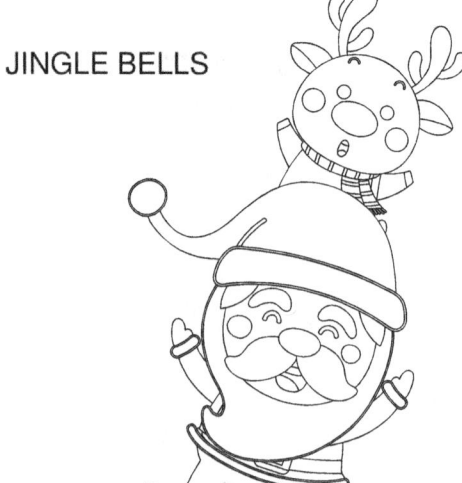

CHRISTMAS WORDS

```
Y  X  Z  H  V  A  O  T  O  I  J  W  V  P  O
R  J  R  G  L  Q  Q  V  D  T  X  W  B  S  J
Z  H  C  W  Z  E  M  A  J  D  U  N  A  F  F
P  T  C  I  E  E  G  F  Y  I  T  I  C  C  K
F  P  G  O  M  U  M  N  W  R  U  U  A  O  E
Z  O  A  J  U  W  I  K  P  K  E  Z  U  Q  M
N  C  G  R  Z  D  L  F  E  D  P  T  U  M  I
N  O  I  T  A  C  A  V  T  E  Q  N  O  G  R
K  L  T  D  N  D  D  I  P  U  C  N  Q  U  L
D  W  I  D  E  C  E  M  B  E  R  H  Z  W  E
Y  M  S  R  I  C  K  S  U  B  L  V  H  T  P
G  D  T  O  Q  J  A  C  C  D  T  E  M  K  H
L  G  Q  Q  K  T  X  A  S  N  X  B  B  R  E
O  B  N  A  S  P  P  R  I  A  C  C  O  X  F
U  X  G  S  S  H  T  N  Z  C  Z  W  W  S  P
```

CUPID   DECEMBER   PARADES

VACATION

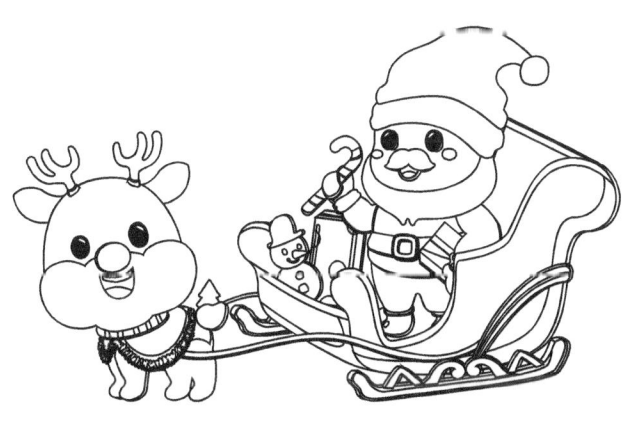

Puzzle #46

CHRISTMAS WORDS

```
U  V  Q  O  W  F  J  U  R  D  B  H  V  C  V
Q  F  B  C  X  N  F  M  D  Y  G  I  K  N  J
W  E  T  N  F  W  M  T  U  L  Q  H  O  R  X
W  S  E  L  G  X  A  O  P  U  K  V  O  D  X
T  P  I  O  S  O  P  S  L  W  N  I  T  G
A  Y  O  G  L  B  F  Z  I  P  E  X  Y  X  Y
R  B  O  D  J  P  F  Q  N  Y  H  S  N  J  I
N  E  E  R  G  F  S  O  T  I  K  E  K  W  E
N  L  E  O  B  N  S  T  L  M  U  B  E  U  G
Q  X  I  D  N  B  G  L  W  Q  P  N  X  K  V
C  R  E  D  N  M  O  V  V  S  G  Z  J  D  K
J  U  K  E  Q  I  B  V  W  J  M  G  L  E  E
E  P  Q  A  J  E  E  C  A  N  D  Y  Z  X  W
J  Z  Z  L  O  Y  A  R  P  L  W  F  J  F  B
E  I  G  L  O  C  A  N  D  L  E  S  C  D  Q
```

CANDLES   CANDY   GREEN
RED   REINDEER

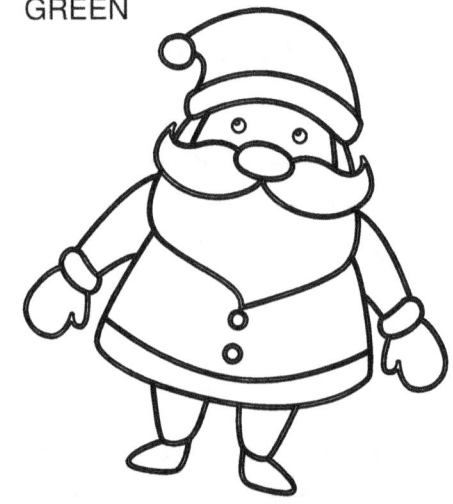

CHRISTMAS WORDS

```
D  P  D  X  D  R  Y  C  V  D  H  R  Q  X  F
Q  B  U  D  Q  E  Y  X  R  N  N  G  A  N  B
S  M  A  C  V  X  H  V  P  A  Y  B  B  C  R
C  K  D  Z  I  U  E  A  W  Z  G  H  C  X  N
O  J  P  D  A  O  E  S  F  E  X  Z  N  E  T
Z  P  Q  U  P  N  E  M  T  P  O  X  L  W  A
F  J  R  I  M  I  G  L  J  N  K  D  K  X  R
C  Q  F  A  P  P  L  E  B  X  E  M  B  O  C
C  I  Y  C  M  P  K  O  L  G  O  S  D  L  M
G  V  B  P  K  E  B  I  O  S  L  L  E  B  B
Y  F  N  Y  M  L  E  J  N  X  U  R  T  R  X
G  O  I  Y  J  L  G  Q  K  P  R  F  M  V  P
U  I  W  O  D  O  O  E  P  R  I  G  F  O  D
T  Q  R  U  F  T  X  T  C  G  Q  E  Y  K  Q
W  Q  F  D  P  H  W  U  K  L  I  A  S  Z  W
```

ANGELS   APPLE   BELLS
PRESENTS   PUMPKIN PIE

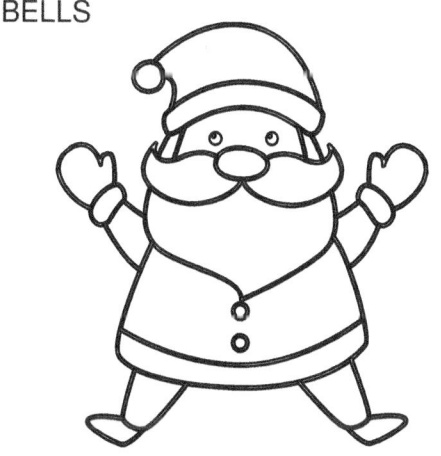

Puzzle #48

CHRISTMAS WORDS

```
F N G Z L O V J Y Q P U J A E
F Z A C M J I D M I R U E Q U
I G B R D A I I D W Y A X S X
O I N V Y N O M E R E C P G T
L D I I T A R N V Q K I N H
L E F H P O R L K V A C R G M
U U A R Q P J A T N S Z L Z P
V A C A T I O N P R S R W O D
N A Z V S H L H X M A D A R G
L N K M E N A B S J H E V Z R
U L Y K O F V Q I C A O H D S
A Z K M G O G V Y R M I O O B
G M M V O O F D U K O R O K Y
O L A H M F G U F V O Y U W U
Z F N T J A L I N J H H O E O
```

CEREMONY   HEARTLAND   PARTY
SHOPPING   VACATION

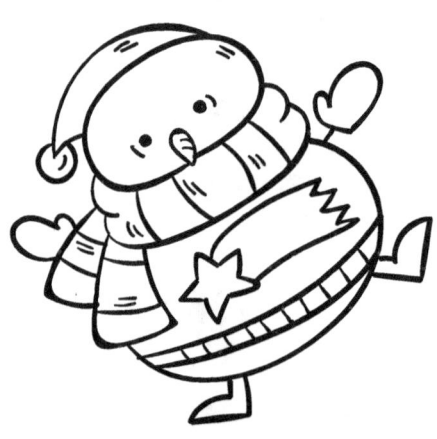

SOLUTIONS

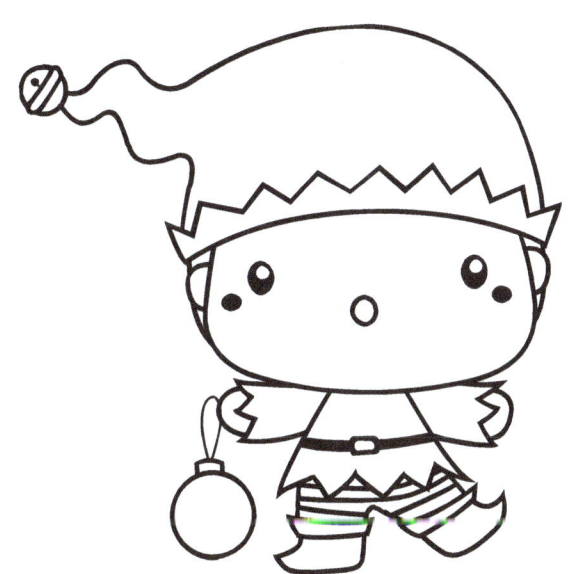

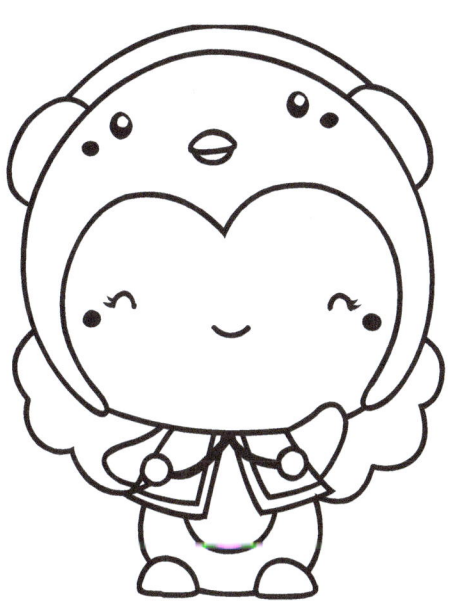

CHRISTMAS WORDS
Puzzle # 1

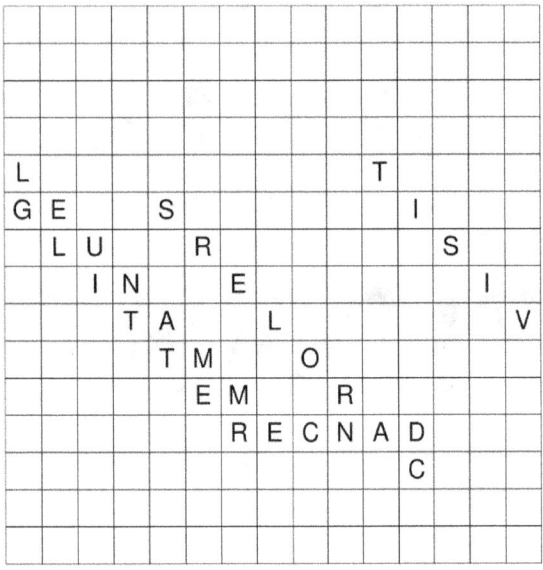

CHRISTMAS WORDS
Puzzle # 2

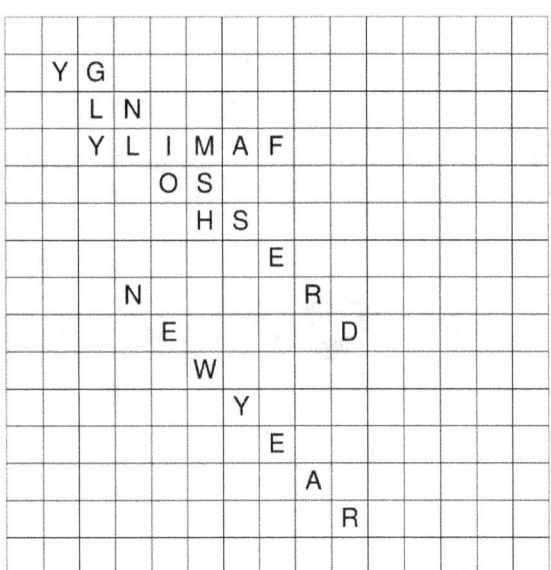

CHRISTMAS WORDS
Puzzle # 3

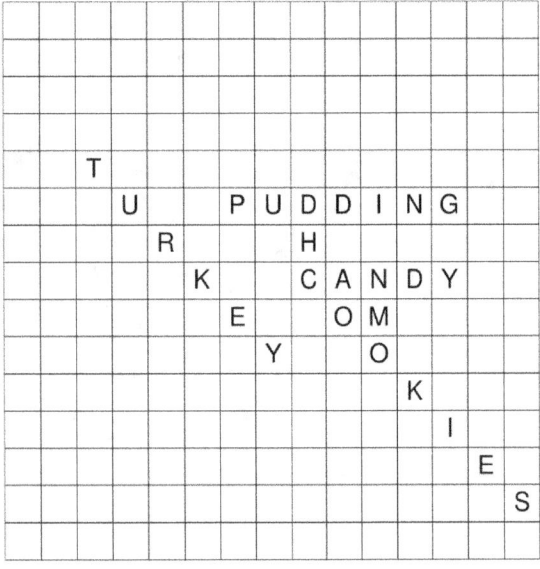

CHRISTMAS WORDS
Puzzle # 4

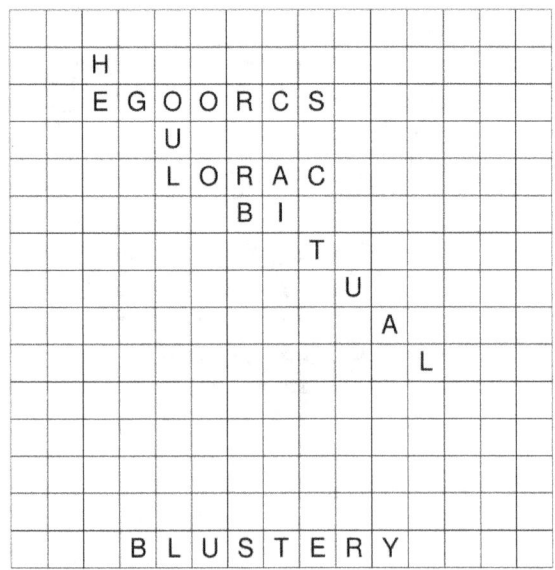

CHRISTMAS WORDS
Puzzle # 5

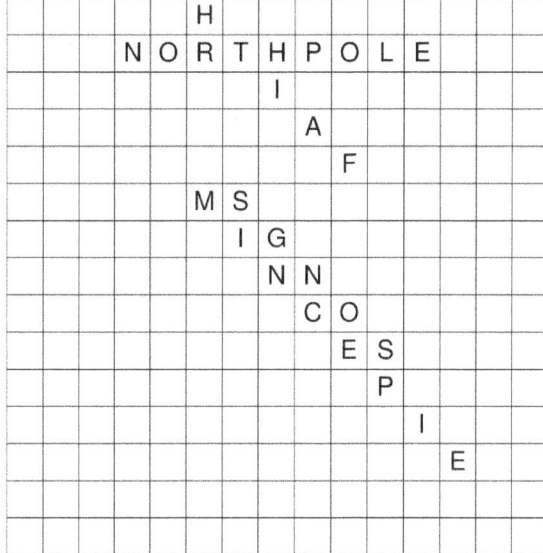

CHRISTMAS WORDS
Puzzle # 6

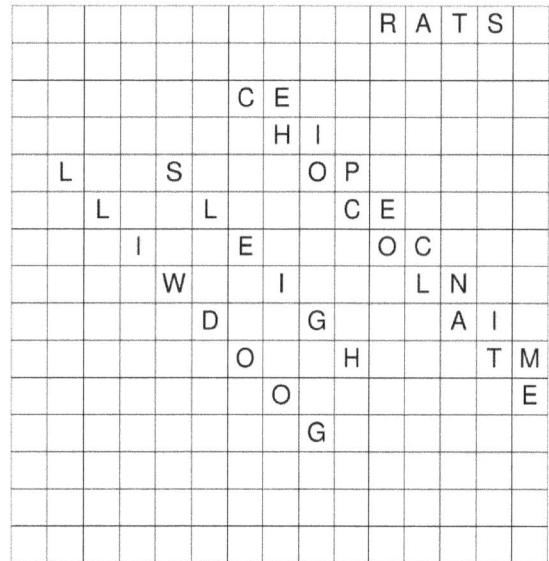

CHRISTMAS WORDS
Puzzle # 7

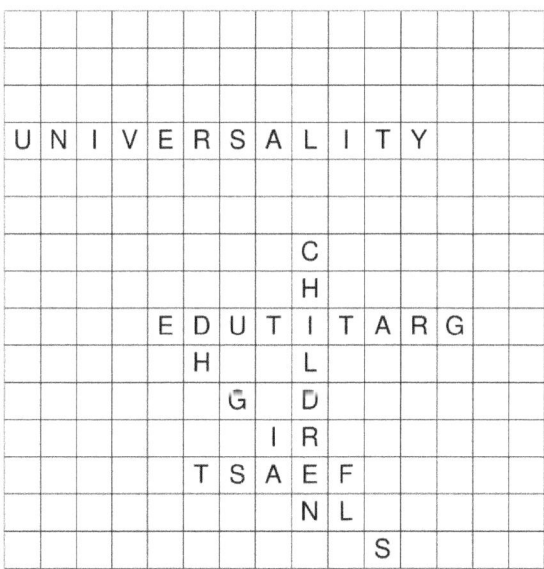

CHRISTMAS WORDS
Puzzle # 8

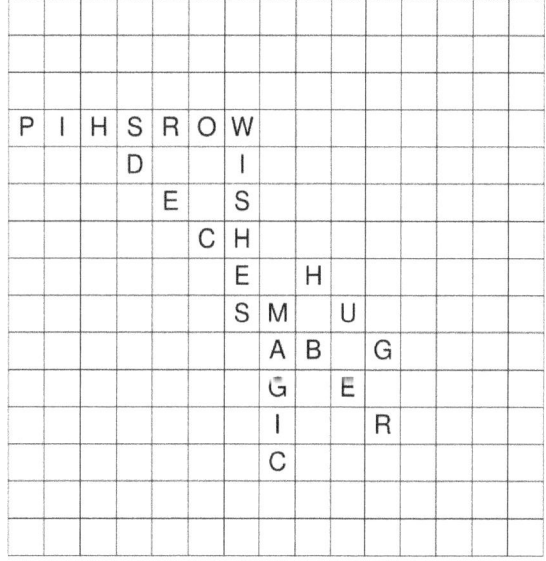

CHRISTMAS WORDS
Puzzle # 9

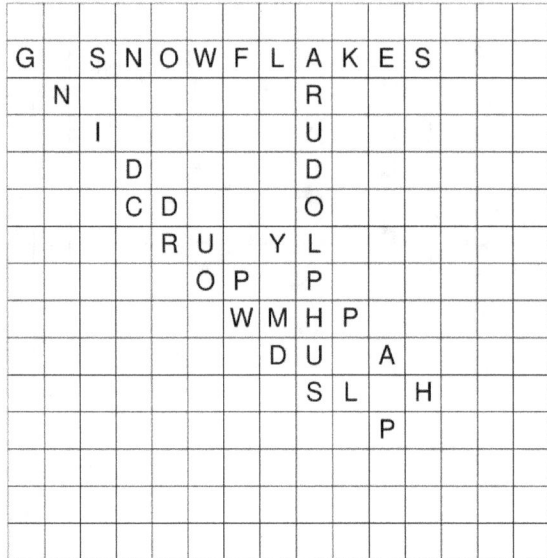

```
    S           S
B     S           D
L       E           N
I         G N T R A V E L
Z           N I       I
Z             I L         R
E             D O           F
N               D H
                  U
                    P
                      M
                        U
                          L
                            P
```

CHRISTMAS WORDS
Puzzle # 10

```
G   S N O W F L A K E S
  N               R
    I             U
      D           D
      C D         O
        R U   Y   L
          O P   P
            W M H P
              D U   A
              S L   H
                  P
```

CHRISTMAS WORDS
Puzzle # 11

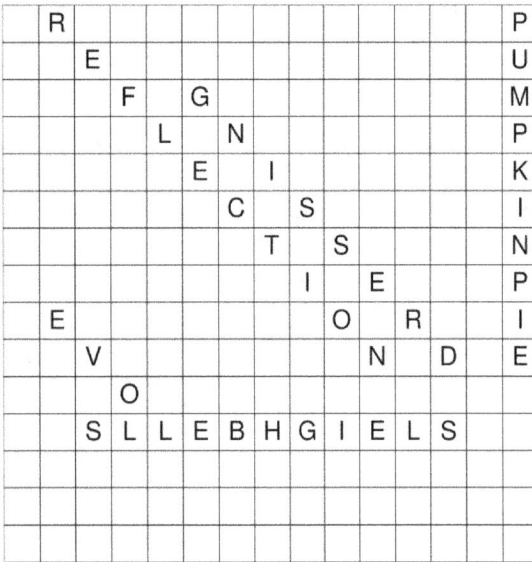

```
  R                         P
    E                       U
      F   G                 M
        L   N               P
          E   I             K
            C   S           I
              T   S         N
                I   E       P
  E                 O   R   I
    V                 N   D E
      O
  S L L E B H G I E L S
```

CHRISTMAS WORDS
Puzzle # 12

```
    C H R I S T M A S E L F
                C A N D L E
  E
    L
      C
        A
        O R N A M E N T S
        H G I E L S
            M
```

CHRISTMAS WORDS
Puzzle # 13

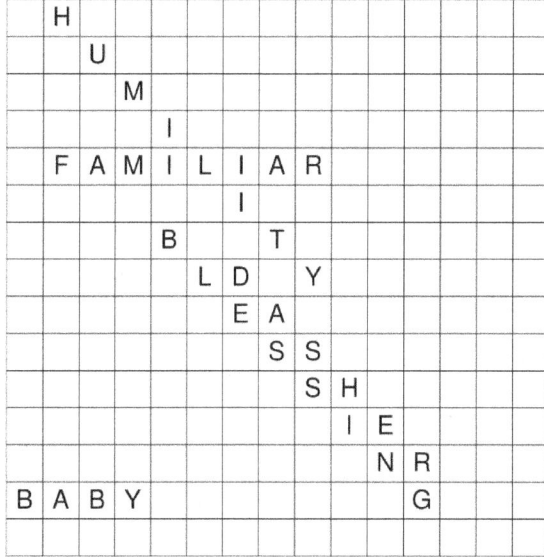

CHRISTMAS WORDS
Puzzle # 14

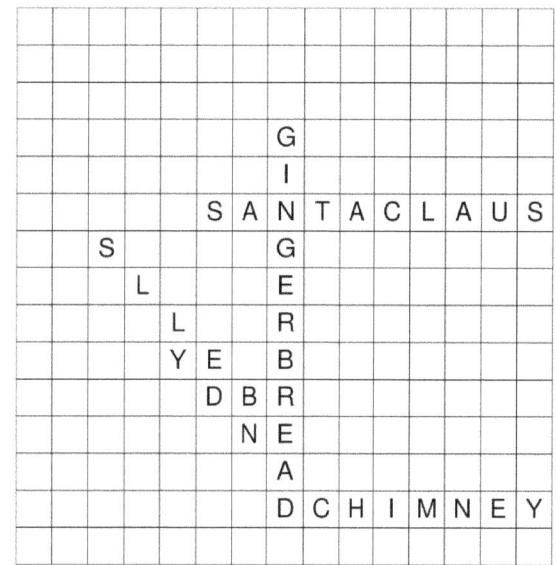

CHRISTMAS WORDS
Puzzle # 15

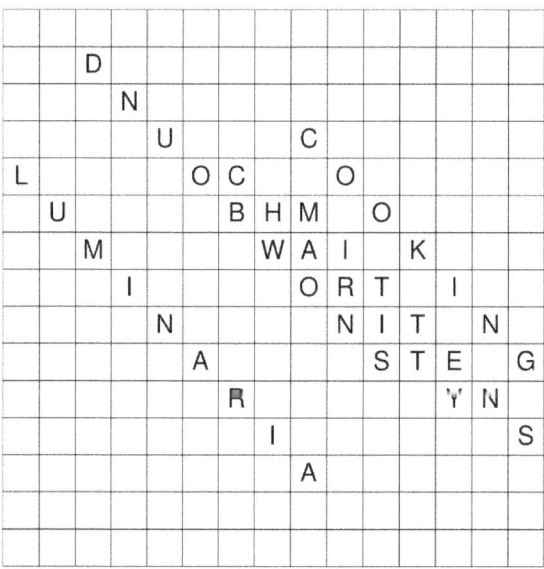

CHRISTMAS WORDS
Puzzle # 16

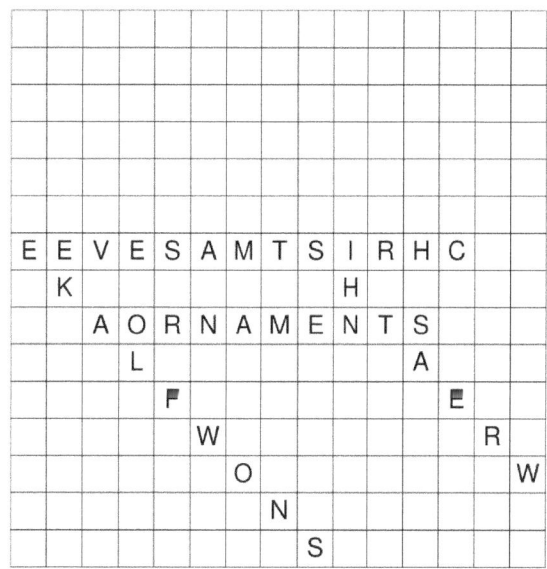

CHRISTMAS WORDS
Puzzle # 17

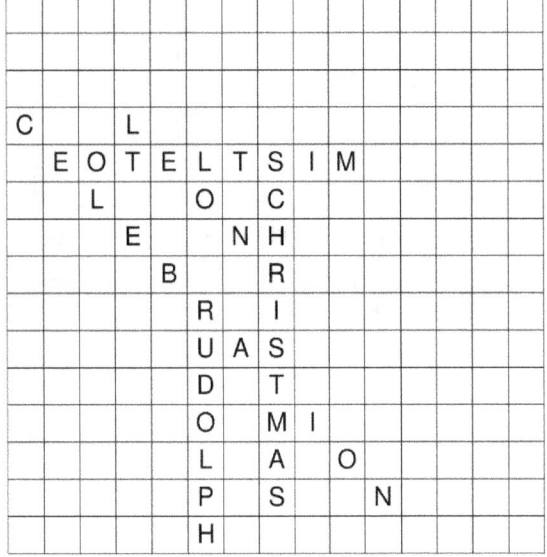

CHRISTMAS WORDS
Puzzle # 18

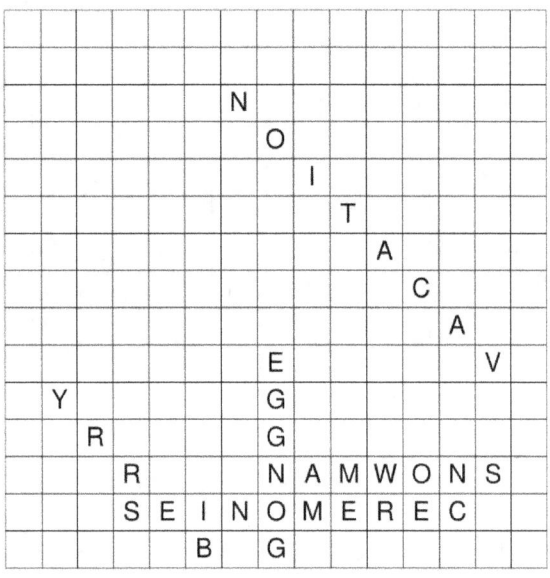

CHRISTMAS WORDS
Puzzle # 19

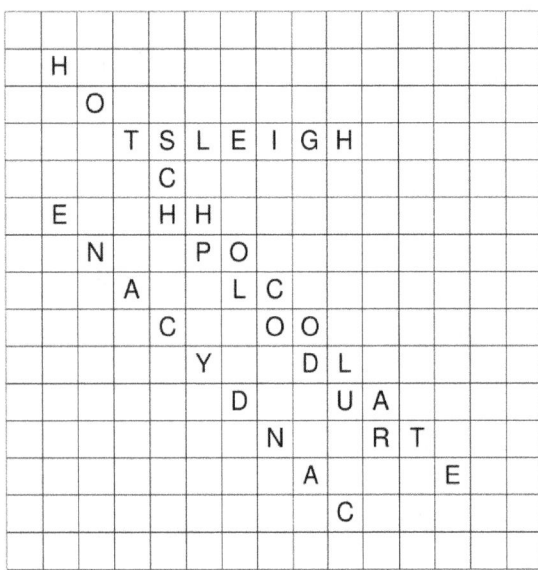

CHRISTMAS WORDS
Puzzle # 20

| G | N | I | F | F | U | T | S |

CHRISTMAS WORDS
Puzzle # 21

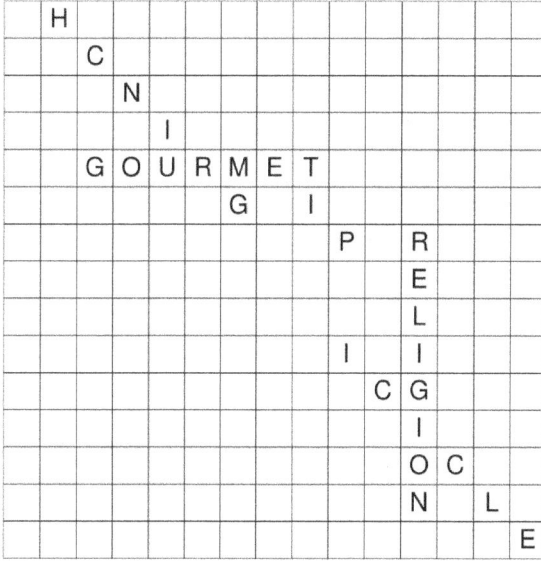

CHRISTMAS WORDS
Puzzle # 22

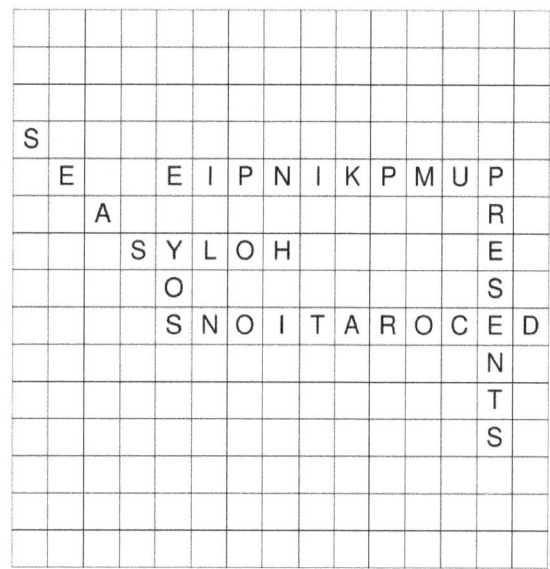

CHRISTMAS WORDS
Puzzle # 23

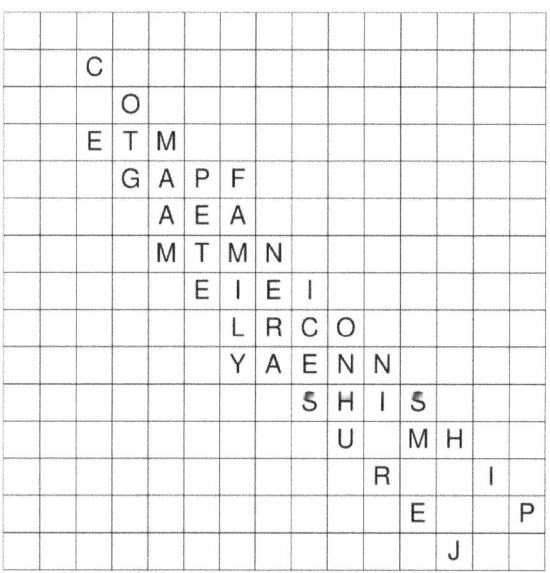

CHRISTMAS WORDS
Puzzle # 24

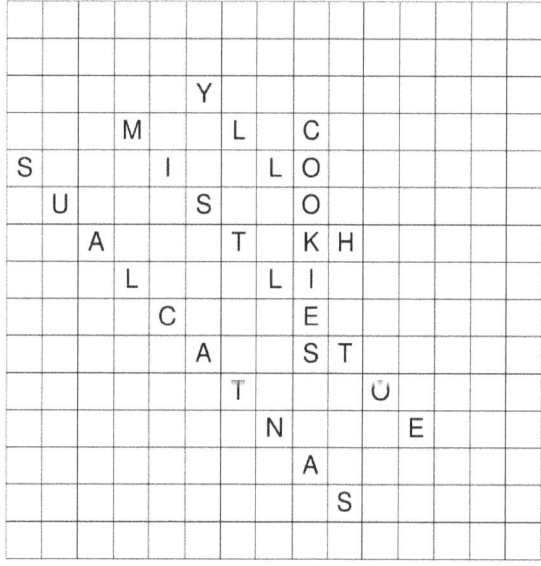

CHRISTMAS WORDS
Puzzle # 25

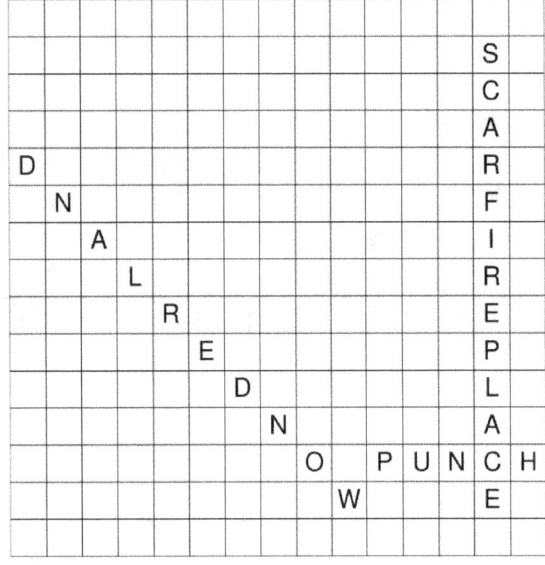

CHRISTMAS WORDS
Puzzle # 26

CHRISTMAS WORDS
Puzzle # 27

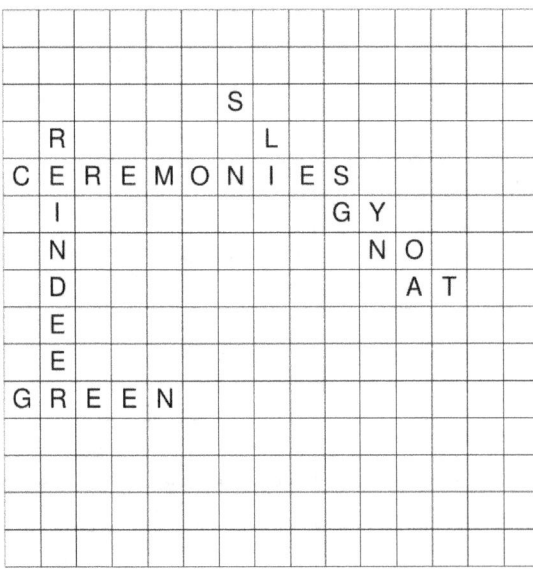

CHRISTMAS WORDS
Puzzle # 28

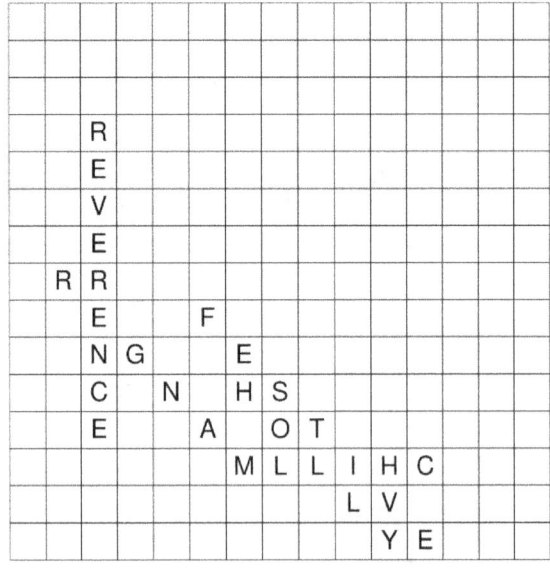

CHRISTMAS WORDS
Puzzle # 29

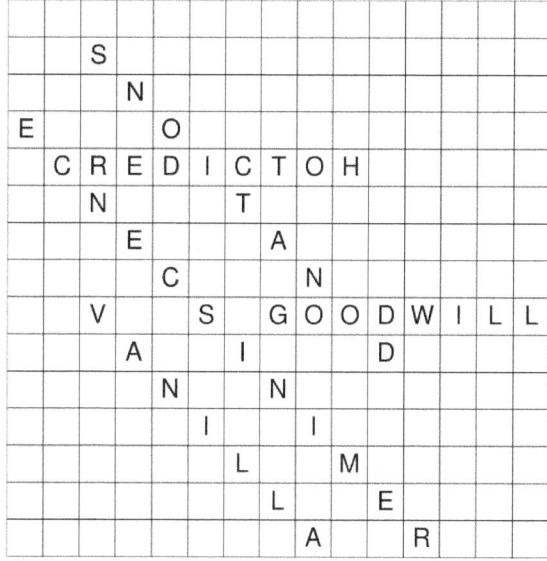

CHRISTMAS WORDS
Puzzle # 30

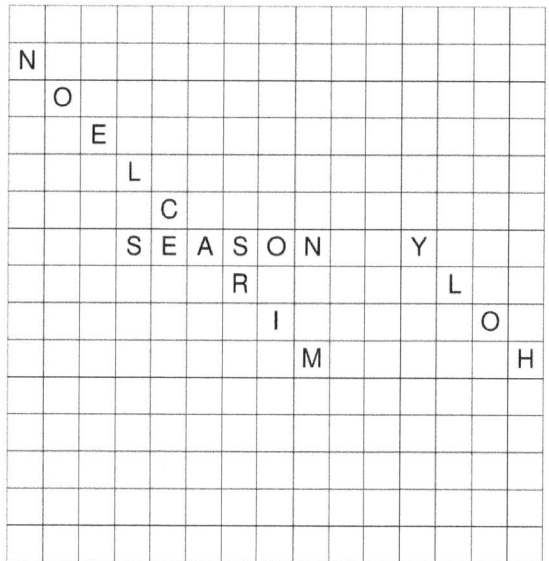

CHRISTMAS WORDS
Puzzle # 31

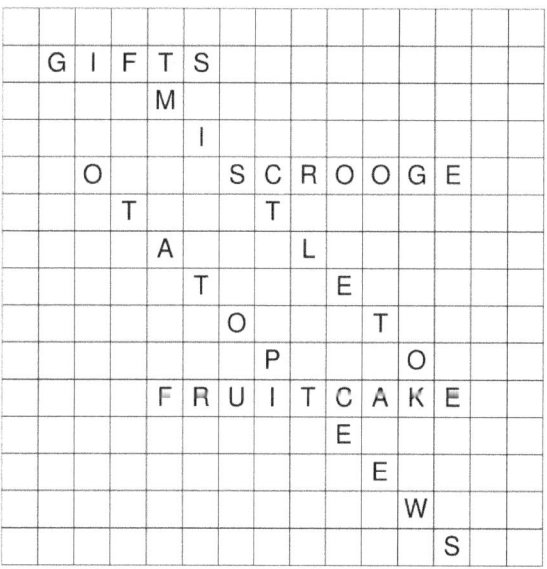

CHRISTMAS WORDS
Puzzle # 32

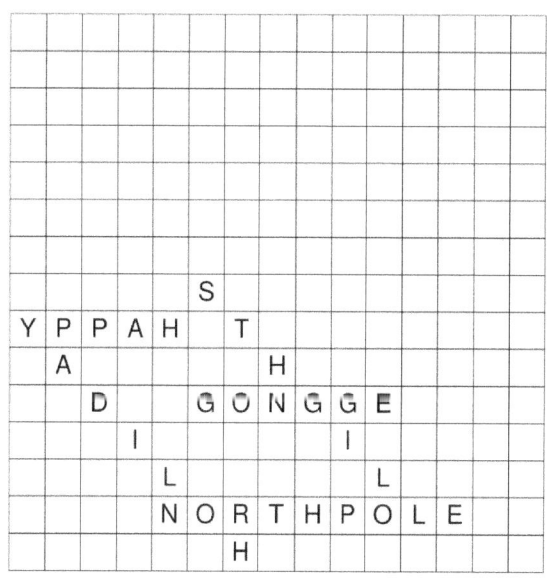

CHRISTMAS WORDS
Puzzle # 33

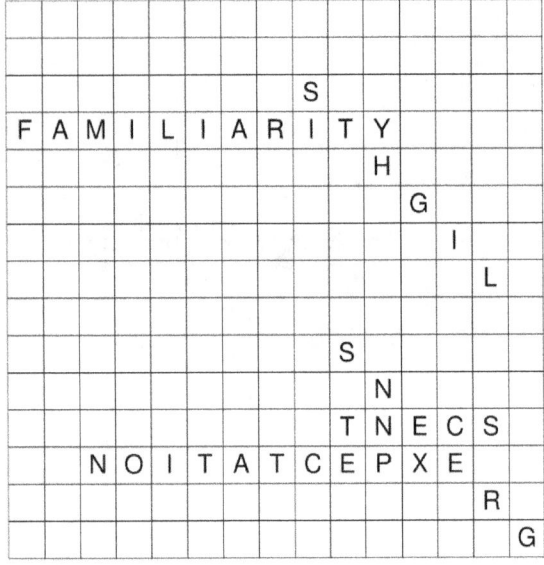

CHRISTMAS WORDS
Puzzle # 34

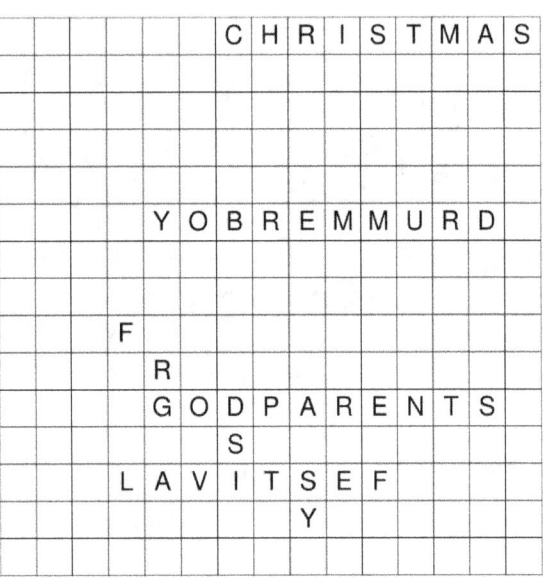

CHRISTMAS WORDS
Puzzle # 35

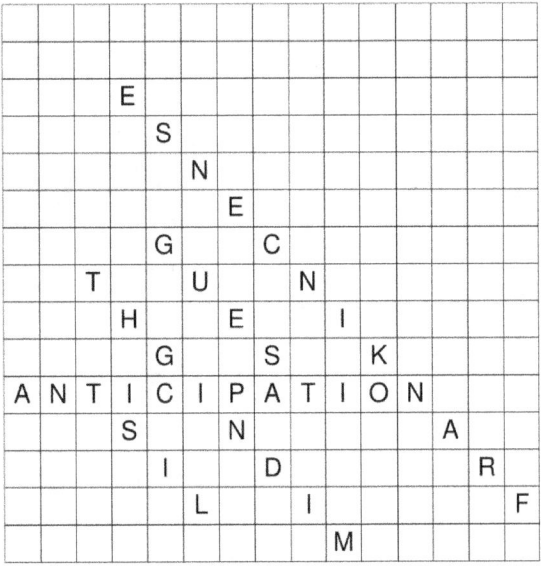

CHRISTMAS WORDS
Puzzle # 36

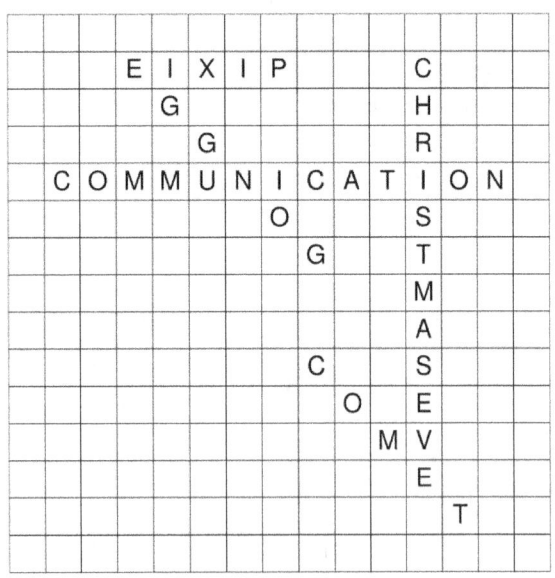

CHRISTMAS WORDS
Puzzle # 37

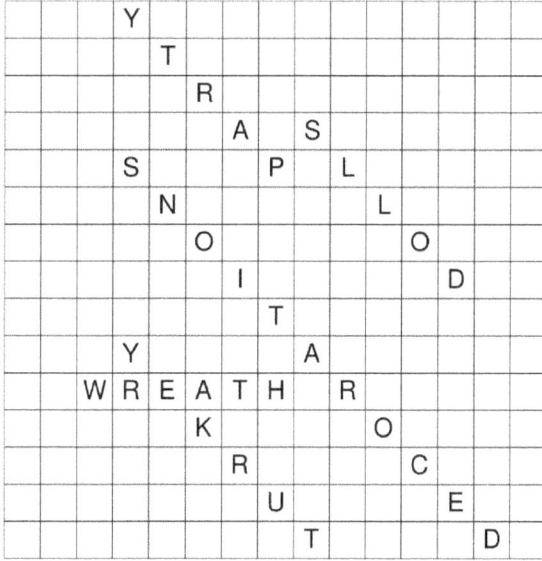

CHRISTMAS WORDS
Puzzle # 38

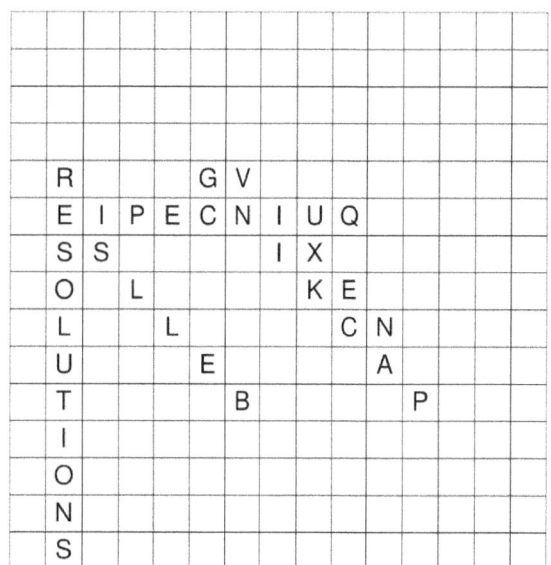

CHRISTMAS WORDS
Puzzle # 39

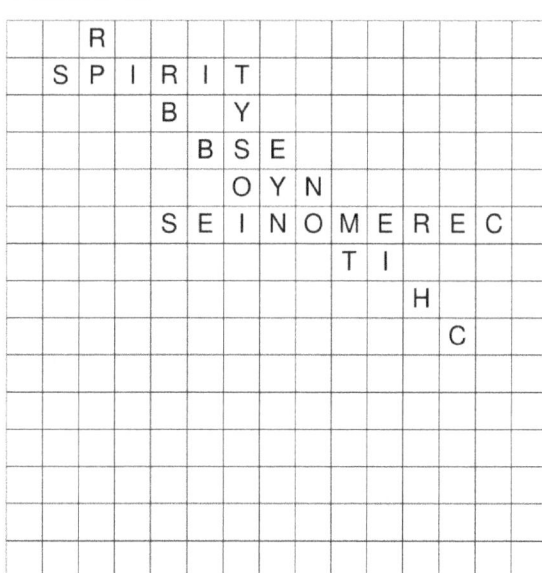

CHRISTMAS WORDS
Puzzle # 40

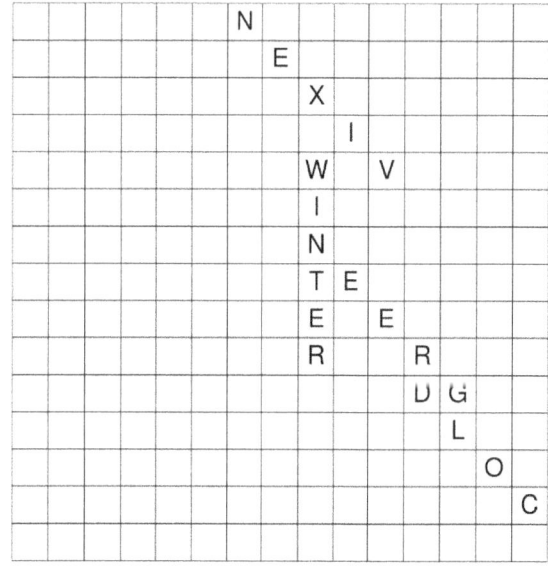

CHRISTMAS WORDS
Puzzle # 41

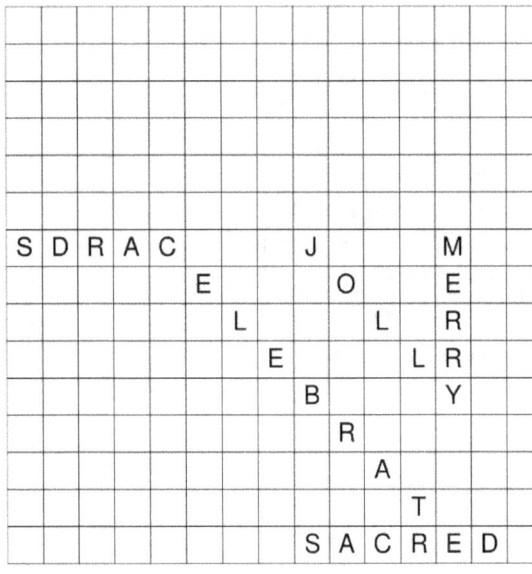

CHRISTMAS WORDS
Puzzle # 42

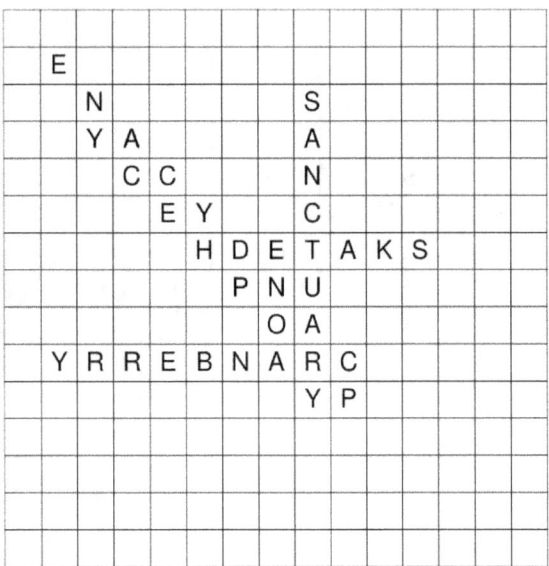

CHRISTMAS WORDS
Puzzle # 43

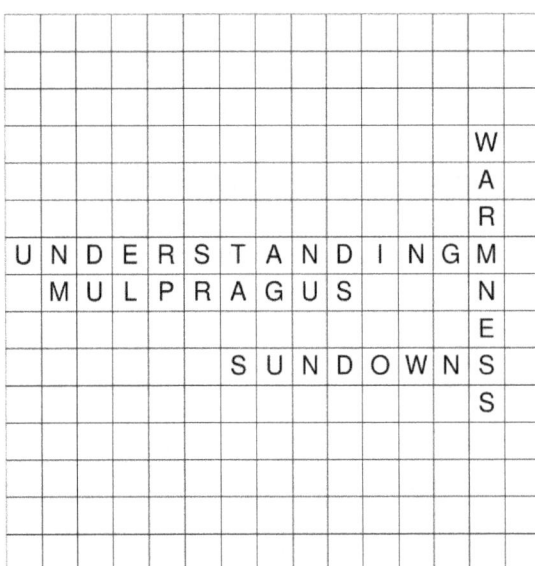

CHRISTMAS WORDS
Puzzle # 44

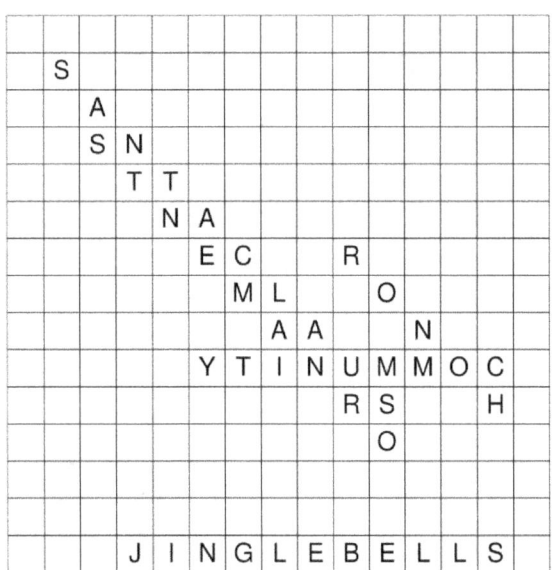

CHRISTMAS WORDS
Puzzle # 45

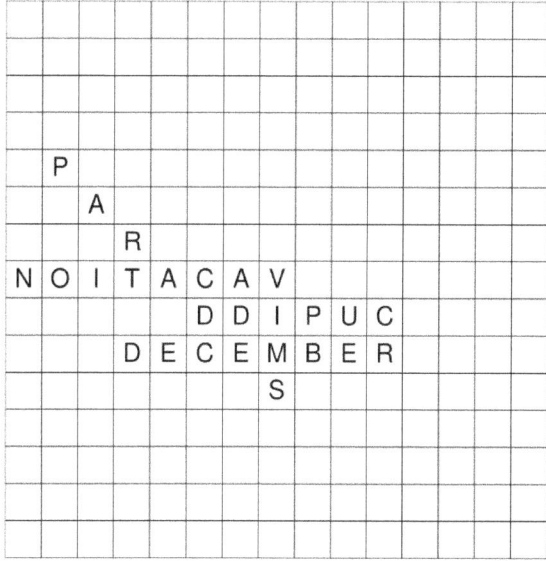

CHRISTMAS WORDS
Puzzle # 46

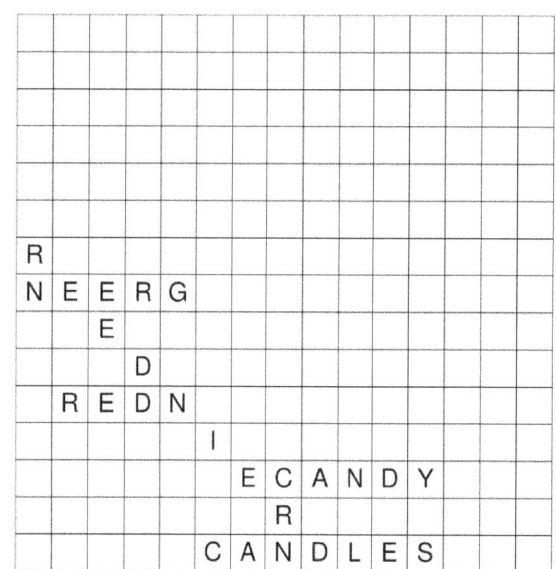

CHRISTMAS WORDS
Puzzle # 47

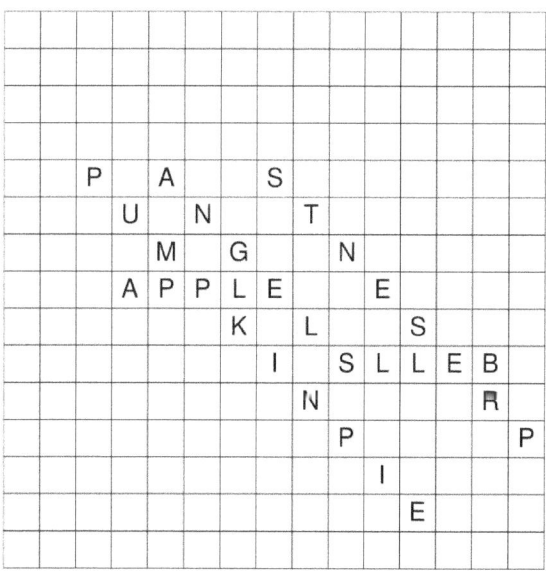

CHRISTMAS WORDS
Puzzle # 48

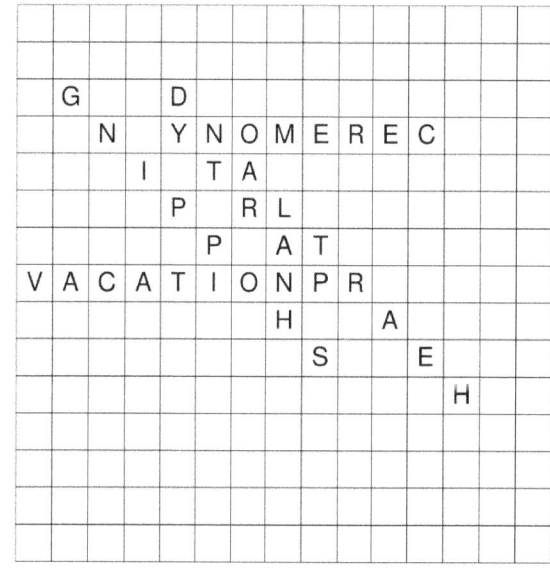

Note: